依存性薬物と乱用・依存・中毒
―― 時代の狭間を見つめて ――

和 田　清　著

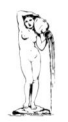

星 和 書 店

Seiwa Shoten Publishers

2-5 Kamitakaido 1-Chome
Suginamiku Tokyo 168-007, Japan

密売されているメタンフェタミン（通称：ガンコロ）
（80ページ参照）

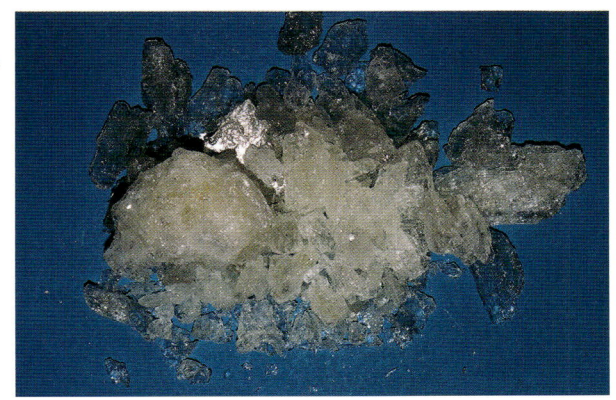

大麻樹脂
（127ページ参照）

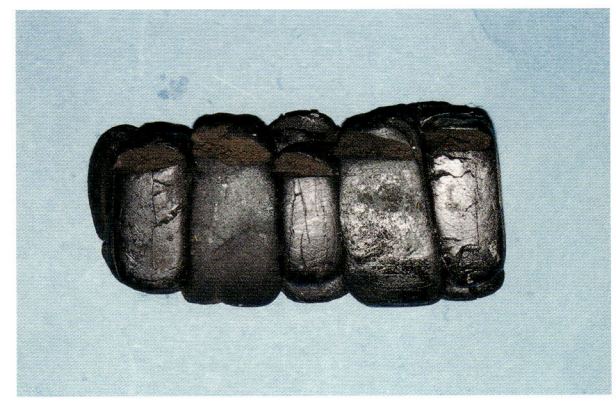

マリファナ
（127ページ参照）

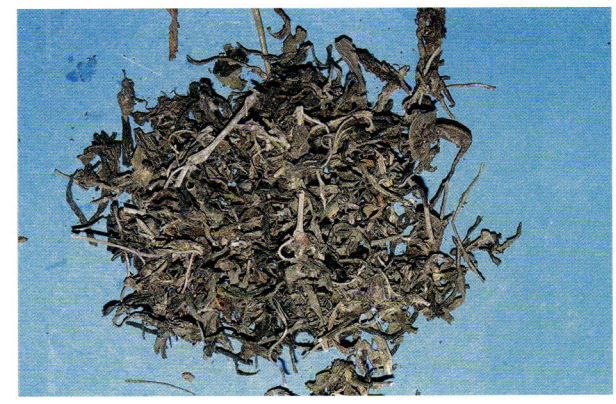

生アヘン
（131ページ参照）

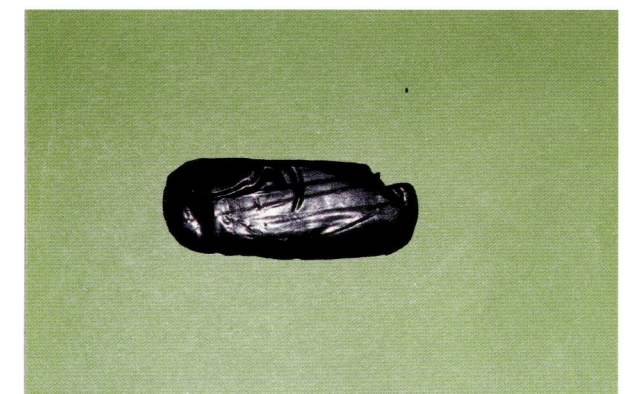

ヘロイン
（131ページ参照）

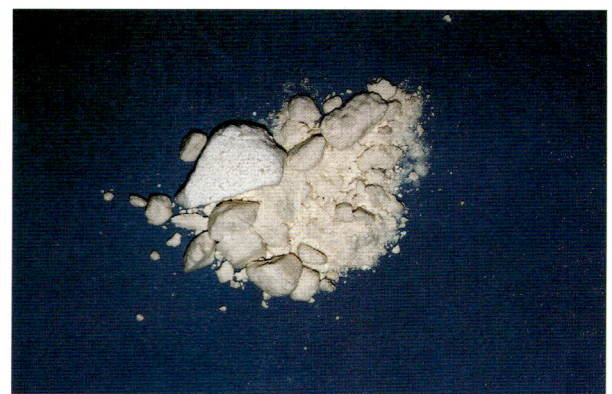

コカイン
（136ページ参照）

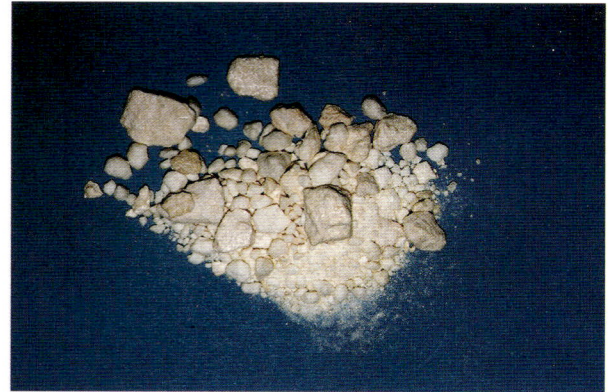

LSD
（139ページ参照）

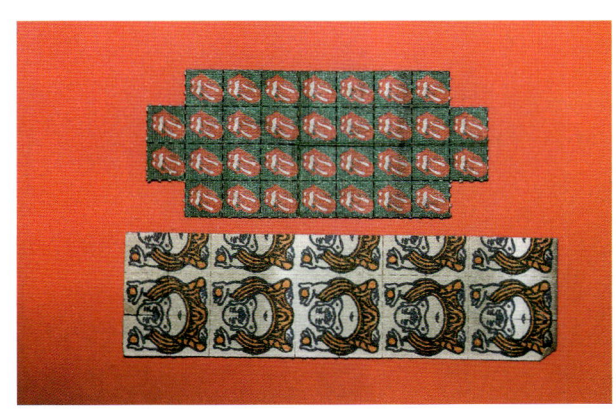

エクスタシー
（142ページ参照）

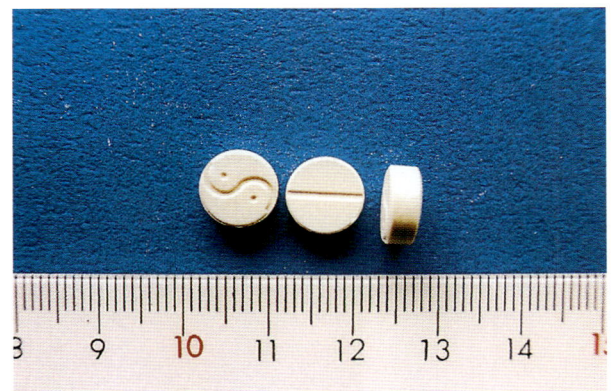

以上の写真は、関東信越地区麻薬取締官事務所の提供。

根性焼き
（47ページ参照）

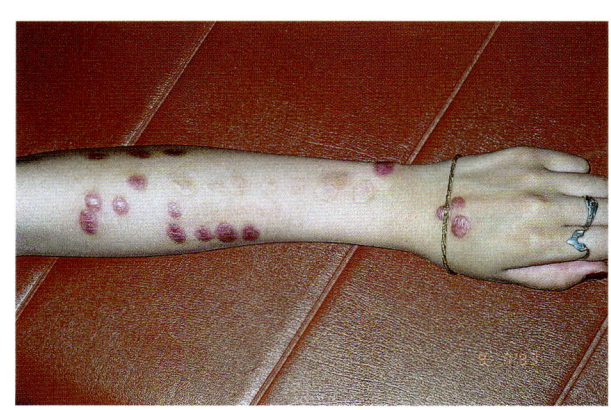

腐食した歯
（47ページ参照）

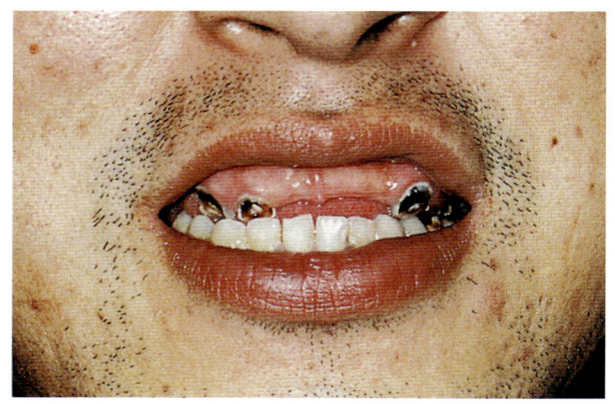

まえがき

　私が国立精神・神経センター精神保健研究所薬物依存研究部で仕事を始めてから，まる11年が過ぎた。そもそも，私が薬物依存を専門とすることになったきっかけは偶然以外の何ものでもない。あえて言えば，それ以前の臨床現場では，どういうわけか，「手をやく」患者は私が担当することが多かった気がする。その中には，少なからぬ薬物関連精神疾患患者がいた。正直言って，「かかわりたくない」人々であった。

　しかし，研究所に来て，改めて薬物依存というものに取り組んでみると，これは「はまる」世界であった。

　当時も今も，わが国で薬物依存を専門に掲げる専門機関は当研究部しかなく，その創部も1986年と新しい。赴任当時は，部自体が生まれて間もなくでもあり，すべてが手探り状態であった。専門として取り組もうとし，まず驚いたことは，わが国には薬物乱用・依存の実態に関するデータがほとんどないという現実であった。

　薬物依存は，依存性薬物なしには，当然成立しない。この依存性薬物の薬理作用に関する研究は，わが国に限らず，多くの国で動物実験を通して進められている。しかし，薬物依存に陥るのは人間である。薬物依存成立の3要素である「依存性薬物－環境－人間」に「環境－人間」という切り口から取り組んでこそ，薬物依存というものの本質が見えてくる気がする。それは，そもそも私が精神科医であるからかもしれない。

　手探り状態の中で，福井　進先生（薬物依存研究部長，当時）とともに，とにかく実態を把握しようと模索が続き，精神病院調査，中学生調査，住民調査が生まれた。幸いこれらは，全国規模の調査に発展し，国際的にも通用

する当研究部の柱としての継続プロジェクトとなった。

　ところで，私は第一次覚せい剤乱用期末期に，北陸の海に面した町に生まれ，育った。物心つき始めた頃，隣の商家にテレビが入り，見に行ったものである。小学生の頃は，登校前に釣りや野球をし，下校後は暗くなるまで遊び続ける毎日であった。「いじめ」も仲間の証であり，不登校，校内暴力など無縁の世界であった。それが普通の生活だった。その後，わが国はすさまじい勢いで経済大国へと突き進んだが，1967年に私は東京に引っ越した。そこで見たものは，「物量豊かなあか抜けた住み良い世界」であった。しかし，この体験は，高度経済成長の前と後とを同時に体験するというものであり，その後の私の物の見方に大きな影響を及ぼしている気がしてならない。どうも私は，時代の狭間を見続けてきた気がする。この個人的・土着的こだわりが，私を薬物依存というものに「はまらせた」気がする。

　研究所に来てから，仕事柄，多くの国々の生活に接する機会に恵まれた。しかし，その蓄積が増えれば増えるほど，私には現代日本の「豊かさ」という病理性がはっきりと意識されてくるのだ。

　依存性薬物に関する成書は数多くある。しかし，私が本書で紹介したかったことは，人間が陥る薬物乱用・薬物依存・薬物中毒という事態についてである。それらは時代の影響を受けながらも，臨床的には時代を超えた私的世界の問題であるように思う。

　私にとって幸運だったのは，福井前部長のもとで，とにかく自由に仕事をさせてもらえたことであろう。短期間ではあったが，小沼杏坪先生のもとでの臨床にも参加でき，時には田所作太郎先生，柳田知司先生，加藤伸勝先生からも直接「耳学問」をさせていただいた。これらの方々は，わが国が世界に誇る先生方である。

　ここ数年間の行政レベルでの薬物乱用防止対策推進の勢いは，おそらく，わが国始まって以来の強力さであろう。しかし皮肉にも，国際的視点からは奇跡と言われるほど依存性薬物問題の少ないわが国には，専門家がほとんど育っていないのである。

数少ない専門家の端くれとして，本書を出すことが，私にとっての薬物乱用防止活動への参加だという気がする。同時にそれは，私自身にとって，仕事の一区切りとしての第二次覚せい剤乱用期後半のまとめでもある。したがって，本書で紹介した各種データ・理論・知見は，基本的には第二次覚せい剤乱用期後半のものである。第二次乱用期の実態の理解が，現在の第三次乱用期での対策に活かせれば幸いである。

　最後になったが，本書の早期出版を望まれながらも，各種対応に忙殺される私を何年間も待ち続けられた星和書店社長：石澤雄司氏には，本当に感謝したい。そして，限られた時間の中で，編集に尽力いただいた畑中直子氏にも感謝して，私的まえがきとしたい。

　2000年3月

著　者

目　次

　　口絵（カラー写真10点）………………………………………… iii
　　まえがき …………………………………………………………… vii

第Ⅰ章　鍵概念としての乱用・依存・中毒 …………………… 1

　Ⅰ．乱用・依存・中毒とは　2
　　　1．薬物乱用とは　2
　　　2．薬物依存とは　4
　　　3．薬物中毒とは　7
　Ⅱ．鍵概念に基づく対応の分担と連携　8
　Ⅲ．専門用語の変遷と現状　9

第Ⅱ章　薬物乱用・依存の歴史と現状 ………………………… 17

　Ⅰ．薬物乱用の歴史　18
　　　1．第三次覚せい剤乱用期の到来　18
　　　2．薬物事犯者数からみた変遷　19
　　　3．薬物関連精神障害患者数からみた変遷　23
　Ⅱ．薬物乱用の現状　25
　　　1．一般人口を対象としたデータ　25
　　　2．外国人による密売ルートの出現　26
　　　3．新しい通信技術と変造テレホンカード問題　28
　　　4．大麻から覚せい剤へのシフト　31
　　　5．グローバルな経済問題としての覚せい剤問題　32
　Ⅲ．今後への危惧　33

第Ⅲ章　有機溶剤 …………………………………………………… 37

Ⅰ．有機溶剤とは　38
1. 有機溶剤とは　38
2. 有機溶剤乱用の歴史　40

Ⅱ．人体に対する害　42
1. 脳を直撃する有機溶剤　42
2. 急性中毒症状　43
3. 慢性中毒症状　46
4. 精神分裂病との異同　56
5. 治療について　58

Ⅲ．なぜ有機溶剤を乱用するのか？　61
1. 交友関係の重要さ　61
2. 家族の絆の大切さ　63
3. 日常生活の大切さ　64

Ⅳ．乱用薬物には順番がある　72

第Ⅳ章　覚せい剤 …………………………………………………… 79

Ⅰ．覚せい剤とは　80
1. 覚せい剤とは　80
2. 覚せい剤乱用の歴史　83

Ⅱ．人体に対する害　85
1. 脳を強制的に興奮させる覚せい剤　85
2. 急性薬理作用と急性中毒　87
 1）精神的影響と障害　87
 （イ）急性薬理作用　87
 （ロ）急性中毒　89
 （ハ）反跳現象　89
 2）身体的影響　93
 3）典型的症例　95
3. 慢性中毒としての覚せい剤精神病　97
 1）覚せい剤精神病の症状　97

　　　　2）再燃準備性の亢進　100
　　　　3）精神分裂病との異同　101
　　　　4）治療について　103
　Ⅲ．合併症としてのHIV，C型肝炎　104
　Ⅳ．なぜ覚せい剤を乱用するのか？　108
　　　1．なぜ乱用を始めるのか　108
　　　2．なぜ使い続けるのか　112

第Ⅴ章　その他の依存性薬物　117
　　1．睡眠薬・抗不安薬（ベンゾジアゼピン系薬物）　118
　　2．鎮咳薬　123
　　3．大麻　127
　　4．ヘロイン　131
　　5．コカイン　136
　　6．幻覚剤（LSD－サイロシビン－メスカリン）　139
　　7．エクスタシー　142

第Ⅵ章　新たな治療システムの必要性　149
　Ⅰ．薬物依存治療の困難さ　150
　Ⅱ．どのような対応システムが必要か？　151
　Ⅲ．治療共同体の必要性　153

　　欧語索引　161
　　日本語索引　162

第Ⅰ章
鍵概念としての乱用・依存・中毒

Ⅰ. 乱用・依存・中毒とは

1. 薬物乱用とは

　薬物乱用・依存問題について考える際の鍵は，「薬物乱用（drug abuse）」，「薬物依存（drug dependence）」，「薬物中毒（drug intoxication）」という3つの概念を理解することから始まる。図1はこれら3つの概念の関係を示したものである。

　乱用（abuse）とは，ルール違反である行為に対する言葉である。難しく言えば，「社会規範から逸脱した目的や方法で，薬物を自己摂取すること」である。

　覚せい剤，コカイン，LSD，MDMA，大麻などは，所持・売買のみならず，使用そのものが原則的に法律により規制されている。したがって，それらを1回使っても乱用である。未成年者の飲酒・喫煙は，法により禁じられており，1回の飲酒・喫煙でも乱用である。

　シンナーなどの有機溶剤，各種ガスは，それぞれの用途のために販売されており，それらを吸引することは，目的の逸脱であり，1回吸引しても，乱用である。

　また，1回に1錠飲むように指示された睡眠薬，鎮痛薬などの医薬品を，早く治りたいと，一度に3錠まとめて飲む行為は，治療のためという目的は妥当だが，方法的には指示に対する違反であり，乱用である。また，医薬品を「遊び」目的で使うことは，目的の逸脱であり，乱用である。

　さらに，わが国では，成人が飲酒すること自体は乱用ではないが，朝から飲酒して仕事に影響するようでは，妥当な飲み方とは言えず，やはり乱用である。一方，成人といえども，飲酒自体を禁じているイスラム文化圏では，成人の飲酒も乱用である。

　したがって，乱用という概念は，社会規範からの逸脱という尺度で評価し

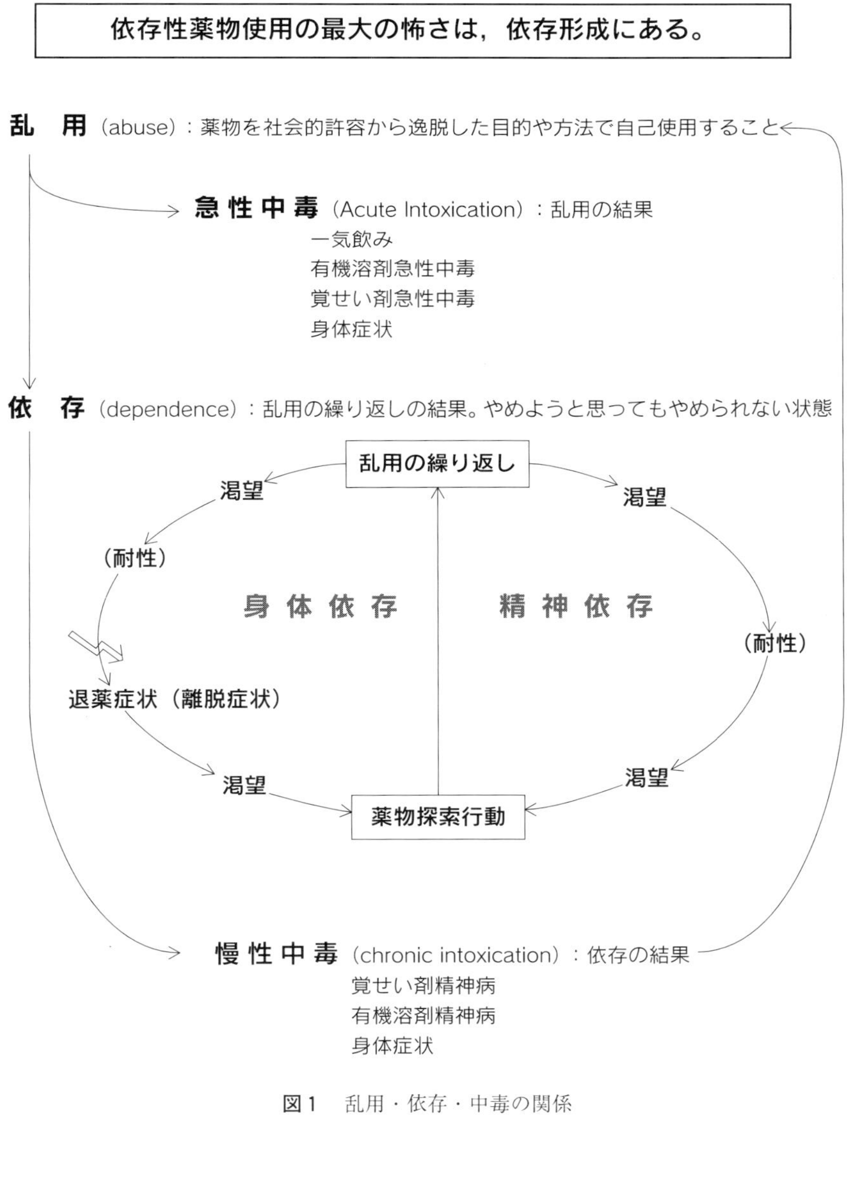

第Ⅰ章　鍵概念としての乱用・依存・中毒　3

> **依存性薬物使用の最大の怖さは，依存形成にある。**

乱　用（abuse）：薬物を社会的許容から逸脱した目的や方法で自己使用すること

　　　→ **急性中毒**（Acute Intoxication）：乱用の結果
　　　　　　一気飲み
　　　　　　有機溶剤急性中毒
　　　　　　覚せい剤急性中毒
　　　　　　身体症状

依　存（dependence）：乱用の繰り返しの結果。やめようと思ってもやめられない状態

　　　　　　　　　　　乱用の繰り返し
　　　　渇望　　　　　　　　　　　　渇望
　（耐性）　　　　　　　　　　　　　　　（耐性）
　　　　　　身体依存　　精神依存
　退薬症状（離脱症状）
　　　　渇望　　　　　　　　　　　　渇望
　　　　　　　　　　　薬物探索行動

　　　→ **慢性中毒**（chronic intoxication）：依存の結果
　　　　　　覚せい剤精神病
　　　　　　有機溶剤精神病
　　　　　　身体症状

図1　乱用・依存・中毒の関係

た用語であり，あくまでも行為に対する用語である。

2．薬物依存とは
1）どのような状態か

依存性薬物の乱用を繰り返すと，依存という状態に陥る。依存（dependence）とは，乱用の繰り返しの結果生じた「やめようと思っても簡単にはやめられない生物学的状態」である。

WHOは，依存を以下のように定義している。

「ある生体器官とある薬物との相互作用の結果として生じた精神的あるいは時には身体的状態であり，その薬物の精神作用を体験するため，あるいは，時にはその薬物の欠乏から来る不快を避けるために，その薬物を継続的ないしは周期的に摂取したいという衝動を常に有する行動上の，ないしは他の形での反応によって特徴づけられる状態」[9]。

依存という概念は，便宜上，「精神依存（psychological dependence）」と「身体依存（physical dependence）」の2つに分けて考えると理解しやすい。

身体依存はアルコールを例に取ると理解しやすい。初めてビールを飲んだ時，コップ1杯のビールで真っ赤になり，酔いを体験する日本人は多い。しかし，そのような行為を何回か繰り返しているうちに，1本のビールを平気で飲めるというように，慣れが出てくる。その慣れのことを「耐性（tolerance）」という。その結果，同じ効果を得るためには，摂取量を増やす必要が出てくる。身体依存という概念は，ある薬物が身体に入っている時には，さほど問題を生じないが，これが切れてくると，いろいろな症状が出てくる状態である。日常的に飲酒していた人が，骨折等で入院すると，入院生活の中で飲酒ができず，手がふるえ始めたり，重篤な時には振戦せん妄等の「離脱（退薬）症状（withdrawal symptoms）」を呈することがある。このような症状は，その人がアルコールに依存していることを示している。身体依存というのは，そのような事態の元を形成している生物学的な状態であり，薬物が切れてくると，その苦痛を避けるために，またその薬物の摂取を渇望

するということになる。アルコール依存に陥ると，何としてでもアルコールを入手しようと，台所をあさったり，家族の目を盗んで自動販売機に向かったりといった，入手のための行動が必ず出る。この行動を「薬物探索行動（drug seeking behavior）」という。

　一方，精神依存では，その薬物が切れても，身体的な不調は原則的には出ない。本質的には「渇望（craving）」という，薬物が欲しいという気持ちが強くなる状態である。

　ニコチンには，強い精神依存性があるが，身体依存性は，ないか，あっても軽微であると考えられている。喫煙者は，たばこが切れると欲しくなり，時刻，天候にかかわらず，労をいとわず買いに行く。職場では，喫煙者どうし「1本もらえる？」と供給し合う。この「1本もらえる？」という言葉は，紛れもない薬物探索行動である。覚せい剤の場合には，入手するためには，まずは「金だ！」と，人を欺き，時には金ほしさの犯罪にまで及ぶことがある。

　結局，身体依存であろうが，精神依存であろうが，必ず渇望にもとづく薬物探索行動という形で表面化する。また，依存性薬物というからには，身体依存惹起作用はなくても，精神依存惹起作用は必ずある。

2）精神依存の証明

　身体依存がなく，精神依存だけならば，「我慢しろ」と言いたくなるのが世の常であろう。しかし，精神依存の強さというものは，意志の力を遙かに越えるほどまでに発展することがある。「やめろ」と言われても「やめられない」のが精神依存の本質である。

　この精神依存の存在を証明する動物実験として，柳田らが開発した薬物自己投与・比率累進試験法がある[1]。これは，レバーを押すことによって，目的の薬物が血管内に入るようにカニューレを付けられたサルを用いて行われる。レバーを押すことにより快体験が得られることを学習したサルは，快体験を求めて盛んにレバーを押す。そこで，1回の薬物を得るために必要なレ

表1 比率累進法による精神依存性の強さ[12]

ニコチン	800～ 1,600
ジアゼパム	950～ 3,200
アルコール	1,600～ 6,400
モルヒネ	1,600～ 6,400
アンフェタミン	2,690～ 4,530
コカイン	6,400～12,800
モルヒネ（身体依存）	6,400～12,800

バー押しの回数を累進的に上げていき，サルがレバー押しを断念する直前の回数をもって，薬物毎の精神依存性惹起作用の強さを測定しようとするものである。表1[12]は，その結果の1例である。

大量のコカイン摂取は，大発作を誘発しやすい。したがって，結果的にこの実験では，サルは何度も大発作を起こすが，意識が回復すると，レバー押しを再開する[6]。また，コカインには心臓のポンプ作用を強化する作用があるが，この実験では，サルは結果的に大量のコカインを摂取することになり，時には心不全で死亡することもあるという[6]。精神依存の怖さを象徴する事態である。

覚せい剤の元依存者は，自らの体験を次のように語った。「もう絶対にやめようと思って，覚せい剤をゴミ箱に捨てたら，同時に左手がゴミ箱をあさっていた。手を切るしかないと思った」

ただし，実際には精神依存と身体依存の分離は困難な場合もあり，WHOは単に依存と呼ぶことを勧めている[10]。

3）脳に何が起こっているのか

Oldsら[5]は，ネズミの脳内に電極を埋め込み，ネズミがレバーを押すたびに，この電極を介して脳の特定部位が刺激される実験を行った。その結果，ネズミが盛んにレバーを押し続ける部位が特定され，脳内報酬系と呼ばれる情報伝達系の発見に繋がった。この脳内報酬系の主座は，中脳辺縁系であり，腹側被蓋野のA10領域に始まり，即坐核，嗅索，尾状核—被殻の腹側線状体部へ投射する神経伝達系であり，神経伝達物質としてはドーパミンがその中心であるとされている（図2）[3]。

脳には，このような快体験を生み出す部位があり，薬物依存は，この機能に深く根ざした生物学的事態であると考えられている。

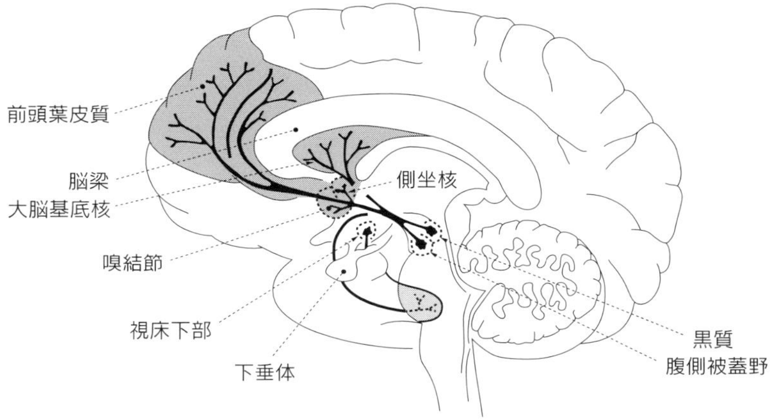

図 2　脳内報酬系の主座

ドーパミン作動経路が主座と考えられており，覚せい剤などの刺激薬では，腹側被蓋野のA10領域に起始して側坐核，嗅結節，尾状核―被蓋（大脳基底核）の腹側線条体部へ投射している系が重要視されている。

3．薬物中毒とは

薬物中毒には，「急性中毒（acute intoxication）」と「慢性中毒（chronic intoxication）」との2種類がある。

アルコールの「一気飲み」は乱用である。そのような飲酒様式は，酩酊状態を通り越して，一気に麻酔状態を生み出しやすく，生命的危機を招く。このような状態が急性中毒であり，これは乱用の結果である。依存状態の有無にかかわらず，乱用すれば，いつでも急性中毒に陥る危険性がある。

ただし，この急性中毒は，原因薬物の摂取を即時に中止し，迅速に適切な処置をすることによって，短期間で回復できることが多い。

一方，慢性中毒は，依存に陥った人の中から出る。これは，原因薬物の摂取を中止しても，原則的に自然には元に戻らない状態である。

最もわかりやすい例が水俣病であろう[7]。有機水銀により発現した症状は，原因物質である有機水銀の蓄積した魚介類の摂取をやめても簡単には自

然回復せず,時にはさらに増悪していくこともある。依存にもとづく飲酒による肝硬変や依存にもとづく喫煙に起因する肺癌も慢性中毒として理解できる。幻覚妄想状態を主とする覚せい剤精神病,無動機症候群を特徴とする有機溶剤精神病も慢性中毒である。

和田ら[8]の調査では,幻覚妄想を主とする覚せい剤精神病の症状は,3カ月以内の治療で約80％は治すことができる。しかし,幻覚妄想状態が治ったからといって,依存状態から脱したわけではない。幻覚妄想が消えたため退院させたところ,ほどなく覚せい剤を再乱用され,再びその患者を診ざるを得なくなった体験を持つ医療関係者は多い。問題は,図1に示した乱用・依存・中毒の関係が,実は同一平面上の概念ではないことから来る。依存が存在する限り,いつでも乱用が起こり得るのである。これが薬物依存問題の難しさである。

Ⅱ. 鍵概念に基づく対応の分担と連携

以上のように,乱用とは,基本的には文化・社会的価値観にもとづいた,行為に対する規範・許容からの逸脱を意味する概念であり,医学用語とは言い難い面が強い。その乱用を繰り返す結果,依存という状態に陥る。依存に陥ると,乱用が繰り返され,その結果,慢性中毒に陥る人が出てくる。

したがって,乱用しないように,薬物乱用防止教育が必要である。また,乱用が違法行為の場合には警察が対応することになる。

依存に陥ると,「わかっていてもやめられない」。その中から,慢性中毒に陥る者が出る。慢性中毒に対しては,当然医療が対応することになる。

しかし,依存の治療となると,複雑である。

そもそも,薬物依存は,「薬物－環境－人間」の3要素が合致して,初めて成立する。逆に言えば,図3の繋がりのどこかが切れると,薬物依存は成立しない。

いくらヘロインを使いたくても,ヘロインが手に入らなければ使えない。

使えなければ依存に陥りようがない。したがって，そのような社会環境を作り，維持することが重要である。また，いくら有機溶剤に依存形成性があるといっても，60歳を過ぎてから「シンナー遊び」を始める人は現実にはいない。個人の特性と個人の置かれた環境が重要である。

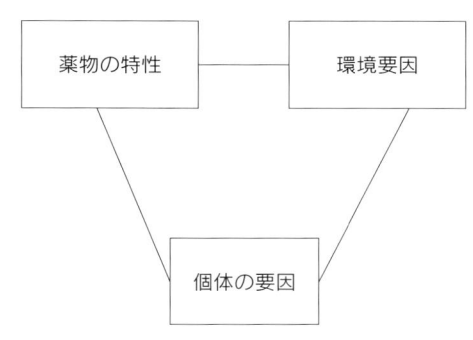

図3 薬物依存成立の3要素

このことは，薬物依存の治療を考えるときに重要である。

依存という状態を解消する医薬品は，現状では存在しない。それまで，東京・新宿で覚せい剤を手に入れていた覚せい剤依存者が，断薬を決意し，医療機関でカウンセリングを受けても，その帰路，新宿を通っただけで，渇望が疼きだし，居ても立ってもいられなくなることが多い。そのような人は，新宿に近づいてはいけない。また，交友関係を清算しないことには，いつ誘いの手が伸びるとも限らない。さらに，飲酒すると，気が大きくなり，「今日くらいはいいか」と，つい薬物に手を出してしまう。これが薬物依存から脱することの難しさの一面である。

このような実情に対して，医療だけで対応するには限界のあることが明らかであろう。薬物依存に対しては，各家庭はもとより，医療機関，教育機関，福祉機関，時には取締機関までもが，有機的に連携し合いながら，依存者の断薬の決意をサポートする体制が必要となる。

Ⅲ．専門用語の変遷と現状

かつてWHOは，薬物乱用を「容認された医療行為と矛盾する，あるいは，そのような医療行為とは関係のない，持続的な，あるいは散発的な極端

な薬物使用」と定義した。また,「習慣 (habit)」「嗜癖 (addiction)」とい う用語も使用していた。

　しかし,上記用語を「使用－乱用－習慣・嗜癖」という一連の状態の中で捉えようとした時,どこまでが乱用で,どこからが習慣・嗜癖かといった区別が困難になる。この点に関するWHOの苦悩は,下記の文章から読みとれる。

　「1960年代まで,WHO薬物依存に関する専門員会は,薬物使用に関連した様々な状態を表現するのに,『薬物乱用』『習慣』『嗜癖』という用語を用いてきた。実際,薬物乱用という用語は,多くの国の法律の中で使われ,国際協定の中で使用されている。しかしながら,今回の会議で,本委員会は"乱用"と言うよりは,むしろ"有害な使用 (harmful use)"という用語を使用することを決定した。1960年代まで,嗜癖という用語は,『精神依存』と『身体依存』の両方の存在を表現するために広く使われた。一方,習慣はある薬物への精神依存の存在を表現するために使われた。1960年代の間,本委員会はこれら2つの概念の明確な区分を何回か試みた。しかしながら,第13回会議で,本学会は薬物依存を選ぶことにし,これら2つの用語を使わないことに決定した」[10]

　結局,ICD-10 (WHOによる国際疾病分類) では,乱用,習慣,嗜癖という概念がなくなり,「有害な使用」と「依存」を使うことによって,診断基準から文化的・社会的価値基準を排除したことになる (表2-2)。しかしながら,DSM-Ⅳ (米国精神医学会による精神疾患の分類と診断の手引き) には依然として「物質乱用 (substance abuse)」が存在する (表2-2)。

　ICD-10による依存症候群とDSM-Ⅳによる物質依存の診断基準は,極めて似通ったものになっている (表2-1)。しかし,文化的・社会的価値基準を排斥したICD-10による有害な使用では,対象は精神的・身体的意味での有害な使用に純化されており,危険行為・違法行為を含めた社会不適応を取り出したDSM-Ⅳと対照的である (表2-2)。

　ただし,DSM-Ⅳにあえて薬物乱用が存在する背景には,以下のような理

表2-1 ICD-10とDSM-Ⅳとによる物質依存の比較

ICD-10			DSM-Ⅳ
依存症候群（dependence syndrome）の診断ガイドライン	意味するもの	意味するもの	物質依存（substance dependence）の診断基準
依存の確定診断は，通常過去1年間のある期間，次の項目のうち3つ以上が経験されるか出現した場合にのみくだすべきである。			臨床的に重大な障害や苦痛を引き起こす物質使用の不適応的な様式で，以下の3つ（またはそれ以上）が，同じ12ヵ月の期間内のどこかで起こっていることによって示される。
(a)物質を摂取したいという強い欲求あるいは強迫感。	渇望		
		依存の自覚・自己制御困難	(4)物質使用を減らしたり，コントロールしようとする持続的な欲求があるか，または，そのための努力が不成功に終わったことがある。
(b)物質使用の開始，終了，あるいは使用量に関して，その物質摂取行動を統制することが困難。	自己制御困難	自己制御困難	(3)その物質を当初意図したよりも大量または長期に渡ってしばしば使用する。
(c)物質使用を中止もしくは減量したときの生物学的離脱状態（Flx.3とFlx.4を参照）。その物質に特徴的な離脱症候群の出現や，離脱症状を軽減するか避ける意図で同じ物質（もしくは近縁の物質）を使用することが証拠となる。	離脱	離脱	(2)離脱；以下のいずれかによって定義される：a)その物質特有の離脱症候群…以下略…。b)離脱症状を軽減したり，回避したりするために，同じ物質（または密接に関連した物質）を摂取する。
(d)はじめはより少量で得られたその精神作用物質の効果を得るために，使用量を増やさなければならないような耐性の証拠（この顕著な例は，アルコールとアヘンの依存者に認められる。彼らは，耐性のない使用者には耐えられないか，あるいは致死的な量を毎日摂取することがある)。	耐性	耐性	(1)耐性；以下のいずれかによって定義される：a)薬物による中毒状態，あるいは望んだ効果を得るために，物質の著しい増量を必要とする。b)同じ量の物質を継続的に使用した場合，効果が著しく減弱する。
(e)精神作用物質のために，それにかわる楽しみや興味を次第に無視するようになり，その物質を摂取せざるをえない時間や，その効果からの回復に要する時間が延長する。	薬物使用中心の生活	薬物使用中心の生活	(5)その物質を得るため（例；多くの医者を訪れる，遠方でも車を運転していく)，使うため（例：チェーン・スモーキング)，またはその作用から回復するために必要な活動に多大な時間を費やす。(6)物質の使用のために，重要な社会的，職業的または娯楽的活動が放棄ないしは軽んじられている。
(f)明らかに有害な結果が起きているにもかかわらず，いぜんとして物質を使用する。たとえば，過度の飲酒による肝臓障害，ある期間物質の大量使用した結果としての抑うつ気分状態，薬物に関連した認知機能の障害などの害。使用者がその害の性質と大きさに実際に気づいていることを（予測にしろ）確定するよう努力しなければならない。	精神的・身体的意味での有害な使用	精神的・身体的意味での有害な使用	(7)持続性の，あるいは反復性の身体的または精神的問題が，その物質によって引き起こされ，または悪化しているらしいことに気づきながらも，その物質の使用を続けている（例：コカイン誘発性の抑うつを自覚しながらもコカインを使用している，または潰瘍の悪化がアルコール摂取によることを自覚しながらも，飲酒を続けている)。

表2-2　ICD-10とDSM-Ⅳとによる物質乱用の比較

ICD-10		DSM-Ⅳ	
有害な使用（harmhul use）の診断ガイドライン	意味するもの	意味するもの	物質乱用（substance abuse）の診断基準
			A. 臨床的に著明な障害や苦痛を引き起こす不適応的な物質使用様式で,以下の少なくとも1つが,12カ月以内に起こっていることによって示される:
診断には，使用者の精神的あるいは身体的な健康に実際に害が起きていることが必要である。有害な使用パターンはしばしば他人から批判され，またしばしばさまざまな種類の社会的に不運な結果に結びつく。物質使用パターンや物質が，他人あるいはその文化から容認されないものであっても，あるいは逮捕や夫婦関係の破綻のような社会的に不幸な結果に結びついたものであっても，それだけでは有害な使用の証拠にはならない。	精神的・身体的意味での有害な使用		
		社会的不適応	(1)物質の反復的な使用の結果，仕事,学校または家庭での重要な役割義務を果たすことが出来なくなっている（例：物質使用に関連した欠勤の繰り返しや仕事の能率低下；物質に関連して欠席，停学，退学；育児や家事の無視)。
		危険行為	(2)身体的危険のある状況で，物質を反復使用する（例：物質使用による能力低下中の自動車の運転や機械の操作)。
		違法行為	(3)物質関連の法律的問題（例：物質に関連した軽犯罪行為による逮捕）を繰り返し引き起こす。
		社会的不適応	(4)持続性の，あるいは反復性の社会的または対人関係の問題が，その物質によって引き起こされ，または悪化しているにも関わらず，その物質の使用を続けている（例：中毒のために起こった事態に関する配偶者との口論，暴力を伴うけんか)。
急性中毒（Flx.0を参照)，あるいは「二日酔い」だけでは，有害な使用とコードするに必要な健康への害の十分な証拠とはならない。	急性中毒とその関連状態の除外		
有害な使用という診断は，依存症候群（Flx.2)，精神病性障害（Flx.5）あるいは薬物とアルコールに関連した他の特定の障害がある場合はくだすべきではない。	優先順位	優先順位	B. いずれの症状も，この群の物質についての物質依存の診断基準を満たしたことはない。

由がある。

　DSM-Ⅲで社会的・職業的障害を伴った病的・強迫的な使用様式として概念化された物質乱用は，DSM-Ⅲ-Rでは依存の概念を拡大することによって，強迫的な使用の顕在化を表現する用語としての物質乱用を物質依存に含める意向が示された。その結果，DSM-Ⅲ-Rでいう物質乱用という概念（用語）は，依存の定義を十分に満たすまでには至っていない物質使用の様式に対する残余分類（residual category）にしかすぎないことになった。DSM-Ⅳの使用は，物質乱用と物質依存，及び物質乱用と非病的物質使用の境界を研究する機会であるとの位置づけがあるのである[1,4]。

　このような事態を，筆者は，「乱用－依存」を連続する一連の状態として考える限り，その境の定義は操作的診断法を導入してですら困難であることを物語る実例であると考えている。要は，鍵概念として示したように（図1），乱用とは行為であり，依存とは状態であると考えれば，境は明確であり，混乱は生じない。

　しかし，この考え方自体が，多くの欧米諸国では導入困難なようである。わが国では規制薬物の不正使用は，その行為自体が犯罪行為であり，その意味で乱用である。しかし，欧米諸国では，規制薬物といえども，その自己使用は個人の権利であり，犯罪とはみなさない国が多い。したがって，筆者が鍵概念で述べた意味での乱用という概念を明確に打ち出せない面がある。英国ではabuseという用語を使いたがらず，misuseを使うことが多い。しかし，その内容は，日本人から見ればabuseである。

　本稿では乱用という概念に力点を置いたが，離脱症状がないとされるアンフェタミン類，コカインに関して，DSM-Ⅳでは反跳ではなく離脱という用語を使用している問題点もあり，用語・概念は非常に難しい問題である。今後も変化してくる可能性は十分ある。

　参考までに，各種依存性薬物の特徴を表3[2]に示した。

表3 精神作用物質の心身に及ぼす作用の特徴[2]

中枢作用	薬物のタイプ	精神依存	身体依存	耐性	催幻覚	乱用時の主な症状	離脱時の主な症状	精神毒性	分類※1
抑制	あへん類（ヘロイン，モルヒネ等）	+++	+++	+++	−	鎮痛，縮瞳，便秘，呼吸抑制，血圧低下，傾眠	瞳孔散大，流涙，鼻漏，嘔吐，腹痛，下痢，焦燥，苦悶	−	麻薬
	バルビツール類	++	++	++	−	鎮静，催眠，麻酔，運動失調，尿失禁	不眠，振戦，けいれん発作，せん妄	−	向精神薬
	アルコール	++	++	++	−	酩酊，脱抑制，運動失調，尿失禁	発汗，不眠，抑うつ，振戦，吐気，嘔吐，けいれん発作，せん妄	+	その他
	ベンゾジアゼピン類（トリアゾラム等）	+	+	+	−	鎮静，催眠，運動失調	不安，不眠，振戦，けいれん発作，せん妄	−	向精神薬
	有機溶剤（トルエン，シンナー，接着剤等）	+	±	+	+	酩酊，脱抑制，運動失調	不安，焦燥，不眠，振戦	++	毒物劇物
	大麻（マリファナ，ハシッシ等）	+	±	+	++	眼球充血，感覚変容，情動の変化	不安，焦燥，不眠，振戦	+	大麻
興奮	コカイン	+++	−	−	−	瞳孔散大，血圧上昇，興奮，けいれん発作，不眠，食欲低下	※2 脱力，抑うつ，焦燥，過眠，食欲亢進	++	麻薬
	アンフェタミン類（メタンフェタミン，MDMA等）	+++	−	+	− ※3	瞳孔散大，血圧上昇，興奮，不眠，食欲低下	※2 脱力，抑うつ，焦燥，過眠，食欲亢進	+++	覚せい剤※4
	LSD	+	−	+	+++	瞳孔散大，感覚変容	不詳	±	麻薬
	ニコチン（たばこ）	++	±	++ ※5	−	鎮静あるいは発揚，食欲低下	不安，焦燥，集中困難，食欲亢進	−	その他

（注）精神毒性：精神病を引き起こす作用
　　　せん妄：不安，不眠，幻視，幻聴，精神運動興奮
　　※1：法律上の分類。
　　※2：離脱症状とは言わず，反跳現象という。
　　※3：MDMAでは催幻覚＋。
　　※4：MDMAでは法律上は麻薬。
　　※5：主として急性耐性。
　　＋－：有無および相対的な強さを表す。ただし，各薬物の有害性は，上記の＋－のみで評価されるわけではなく，結果として個人の社会生活および社会全体に及ぼす影響の大きさをも含めて，総合的に評価される。

文　献

1) American Psychiatric Association : DSM-Ⅳ Options Book : Work in Progress. pp.E : 8-E : 9, 1991. DSM-Ⅳ. 1991. 9. 1.
2) 平成10年度厚生科学研究費補助金（医薬安全総合研究事業）薬物乱用・依存等の疫学的研究及び中毒性精神病患者等に対する適切な医療のあり方についての研究班（主任研究者：和田　清）：研究報告書．pp.187, 1999.
3) Koob, GF.: Drugs of abuse ; Anatomy, pharmacology and function of reward pathways. TIPS 13 : 177-184, 1992.
4) 宮里勝政：薬物依存の概念．脳と精神の医学 6 : 1-6, 1995.
5) Olds, J., Milner, PM.: Positive reinforcement produced by electrical stimulation of septal area and other regions of rat brain. J Comp Physio Psychol 47 : 419-427, 1954.
6) 田所作太郎先生よりの助言
7) 田所作太郎：3．中毒と依存の混同．麻薬と覚せい剤—薬物乱用のいろいろ—．星和書店，東京，pp.4-6, 1998.
8) 和田　清，福井　進：覚せい剤精神病の臨床症状—覚せい剤使用年数との関係—．アルコール研究と薬物依存 25 (3)：143-158, 1990.
9) WHO : Tecnical Report Series : No.407, 1969.
10) WHO : Expert Committee on Drug Dependence, Twenty eighth Meeting. pp.4-5, 1993.
11) Yanagita, T.: An experiment frame-work for evaluation of dependence liability of various types of drug in monkey. Bull Narc 25 : 57-64, 1973.
12) 柳田知司：1．薬物依存—最近の傾向．A．基礎的立場．現代精神医学大系年間版'89-B．中山書店，東京，pp.25-39, 1989.

第Ⅱ章
薬物乱用・依存の歴史と現状

I. 薬物乱用の歴史

1. 第三次覚せい剤乱用期の到来

　わが国の薬物乱用・依存の歴史は，国内的には，実質上，第二次世界大戦後に始まる。しかも，今日を含めて，三度にわたる覚せい剤の乱用期が特徴的である。それ以外に，ヘロインを中心とするアヘン系麻薬が社会問題化した時期，青少年を中心に睡眠薬が乱用された時期，今日まで続く「シンナー遊び」と称される一連の有機溶剤の乱用・依存問題等もあるが，それらも，三度にわたる覚せい剤の乱用期との関係の中で論じた方が，理解しやすい。

　図1は，覚せい剤取締法により補導された中高校生数の推移を示している。1994年まで，覚せい剤取締法により補導された高校生数は年間40人前後と一定していた。ところが，1995年，補導された高校生数は92人と対前年度比で2.2倍化し，1996年には214人とさらに2.3倍化した。1998年には，官民あげての乱用防止活動が効を奏してか，幸い98人に低下したものの，

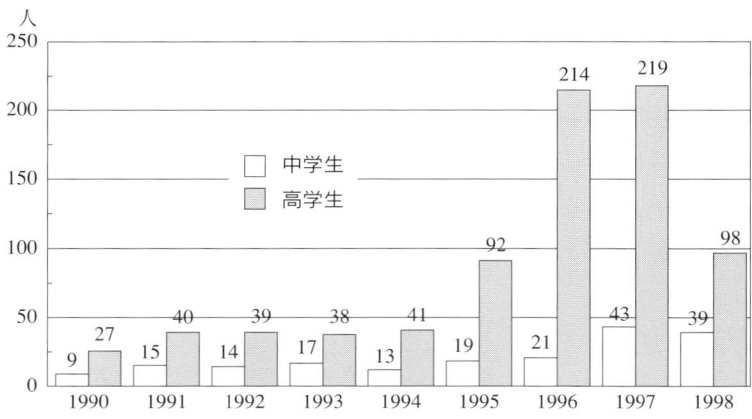

図1　覚せい剤事犯で補導された中高校生数
（出典：「少年補導及び保護の概況」警察庁生活安全局少年課）

同法により補導された中学生数は，高校生を後追いするかのように1997年には43人と倍増し，1998年も横這いのままである。

これが，第三次覚せい剤乱用期の到来を象徴するデータである。

どうして，このような事態が起こったのか？　それを理解するために，まず，歴史を振り返りたい。

2．薬物事犯者数からみた変遷

規制薬物は，その使用，所持，売買等が各種法律によって規制されている。それらに反した者は薬物事犯として検挙される。図2は薬物事犯者数の推移を示したものである。これらより，検挙者数から見たわが国での問題薬物は，覚せい剤と有機溶剤に集約されることがわかる。

覚せい剤は，1941年にヒロポン等の商品名で薬局で売られ始めた中枢神経興奮薬である。その当時は覚せい剤の持つ依存性及び精神毒性が知られて

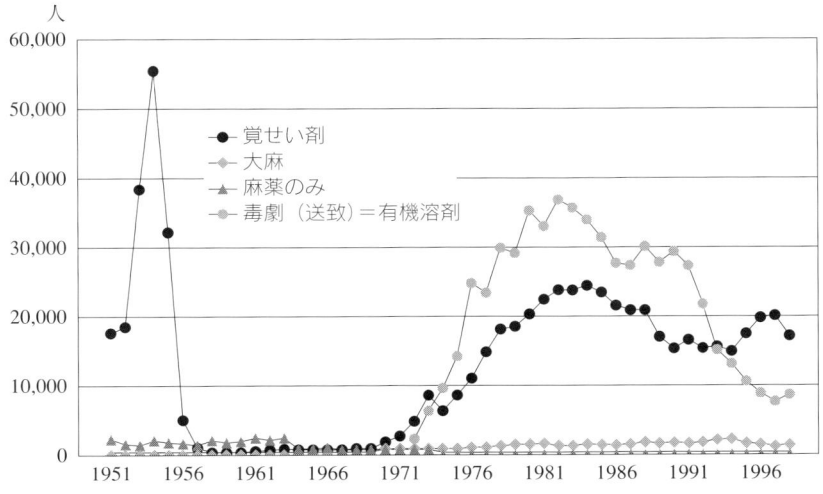

図2　薬物事犯者数

（出典：「犯罪白書」（法務総合研究所）及び「麻薬・覚せい剤行政の概況」厚生省薬務局）
覚せい剤：覚せい剤取締法，有機溶剤：毒物及び劇物取締法，大麻：大麻取締法，麻薬のみ：麻薬及び向精神薬取締法

いない時代でもあったが，一般国民がそれを使用することはさほどなく，アメリカやイギリス，ドイツと同じく[1]，主に軍隊で使用された。しかし，戦争の終結により，各製薬会社及び軍隊での在庫が市場にあふれ出し，敗戦後の厭世的，享楽的世相の中で青少年を中心に使用され始めた。その過程で覚せい剤の持つ依存性及び精神毒性が問題となり，「ヒロポン国を滅ぼす」とさえ言われる社会問題となった[2]。そこで，1951年に覚せい剤取締法が施行され，その後覚せい剤は密造，売買，所持に限らず，その使用自体が違法行為として厳しく取り締まられることになった。1954年には年間検挙者数55,664人という未曾有の記録を残している。しかも，同年4月には，東京の某小学校校内で女児が殺害されるという「鏡子ちゃん殺し」が発生し，同年6月には，3人の幼児を大阪中津運河へ次々に投げ込んで溺死させるという「中津運河の惨劇」等が続発し，いずれもヒロポン乱用者による凶行であり，世を震撼せしめた。そのため，官民あげての覚せい剤撲滅運動が繰り広げられ，覚せい剤取締法も罰則が強化された。これらが効を奏して，1957年には検挙者数も激減し，覚せい剤乱用・依存問題は事実上終結した。この間の1945年から1957年を「第一次覚せい剤乱用期」と言う。

　この時期の覚せい剤は，ほとんどが国内で製造，密造されたものであり，今日に比べれば，取り締まりや法規制も効果的であったと推定できる。また，使用法も後半には静脈注射が主となったが，初期には錠剤の経口投与が主であった。

　また，この第一次覚せい剤乱用期の末期には，覚せい剤からヘロインへ移行する乱用者が出た「ヘロイン横行時代」（1955年〜1962年）[3]もあったが，幸い，短期間で終息させることができた。

　その後，日本は奇跡的な経済発展の時期を迎えるが，1970年頃から実質経済成長率が急落し，それを背景に組織暴力団が覚せい剤を密売するようになった。これが1970年から始まり1994年に至る「第二次覚せい剤乱用期」である。1981年には覚せい剤乱用者による路上での無差別殺人（「深川通り魔事件」）も発生している。1984年に24,372人の検挙者数を記録した後は，

覚せい剤取締法の重刑化もあり，年々検挙者数は低下してきたが，1990年前後からは平衡状態となり，1995年以降は逆に増加傾向を示し始め，第三次覚せい剤乱用期となった。

第二次乱用期の覚せい剤は，1970年代は主に韓国，1980年代は主に台湾というように，その供給源は海外であり，その使用法も，ほとんどが静脈注射によるものであったことが特徴である。

一方，有機溶剤乱用は1967年頃，東京・新宿駅にたむろしていた「フウテン族」にその起源を持つとされている。当時は「ヒッピー文化」が世界を席巻した時代であり，「フウテン族」とは日本版「ヒッピー族」である。「ヒッピー文化」は，LSDや大麻を中心とする幻覚剤の使用をそのサブカルチャーとする面があったが，日本ではLSDや大麻の入手は極めて困難で，その代用品としてシンナー，接着剤等の有機溶剤を使用したものと推定できる。この「フウテン族」は数年後に姿を消したが，有機溶剤乱用だけは日本中の青少年の間に浸透してしまった。その対策として，1972年に毒物及び劇物取締法が一部改正され，有機溶剤の販売，乱用を規制するようになったが，有機溶剤は生活必需品でもあり，入手が容易であり，青少年の間でのその乱用は一向に衰えず，1982年には36,796人の検挙者を記録している。その後，検挙者数は減少傾向を示し，1992年以降は激減傾向を示している。確かに一時期ほどの流行の勢いはなくなったようであるが，入手がとにかく簡単であり，今後も楽観はできない。

いずれにしても，薬物事犯数（図2）の変遷は，覚せい剤及び有機溶剤がわが国では二大乱用薬物であり，この数年間で有機溶剤事犯数は激減の傾向にある一方，覚せい剤事犯者数は1998年には減少しているが，それ以前に比べれば増加に転じたことが窺える。

図2によれば，大麻及び麻薬事犯検挙者数は非常に少ない。しかし，図のスケールを変えると図3のようになる。大麻事犯検挙者数は1963年以降，確実に増加しているのであり，1993年には一挙に2,000人を突破した。1995年には検挙者数は激減しているが，これは同年のサリンガス事件等一連のオウ

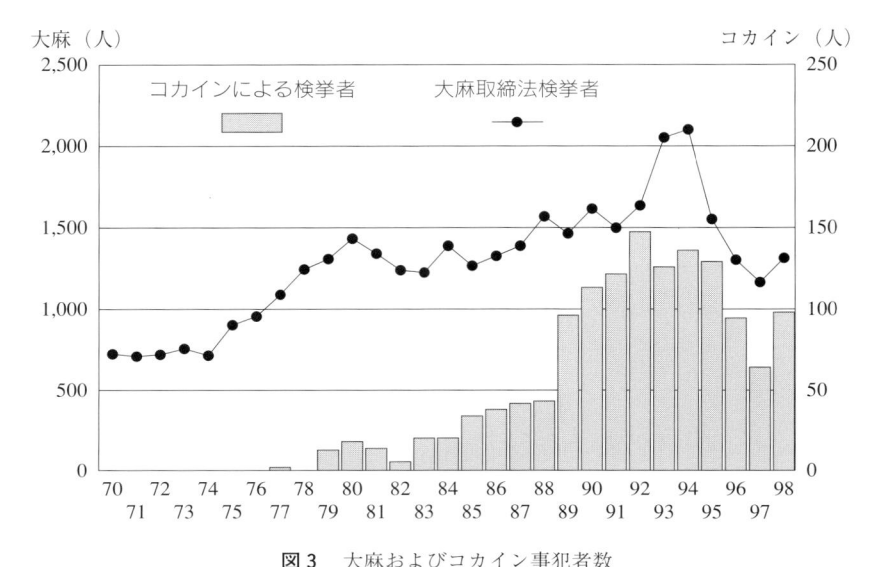

図3 大麻およびコカイン事犯者数
（出典：「麻薬・覚せい剤行政の概況」厚生省薬務局）

ム真理教による事件捜査のために，大麻事犯者の検挙に捜査員を回せなかったためと言われており，実情はさらに増加していると推定される。

同時に，コカイン事犯検挙者数も1980年代後半から増加しており，1989年には検挙者数はわずかに96人であったが，これは対前年度比223％であり，日本にとっては重大な事件であった。

有機溶剤事犯の検挙者数がこの数年間激減してきた背景には，有機溶剤の乱用方法が変わり，検挙されにくくなった側面もある。従来，有機溶剤乱用（「シンナー遊び」）といえば，ビニール袋に有機溶剤を少量入れて，その袋を口に当てて吸引する方法がほとんどであった。しかし，近年では，人目につかない所では同様の方法で吸引される一方で，屋外では，缶ジュースの空き缶に有機溶剤を少量入れて，あたかもジュースを飲んでいるかのように缶を鼻に近づけたり，「握り」と称して，有機溶剤を染み込ませたティッシュペーパーや脱脂綿を素手で握りしめ，それを時々嗅ぐスタイルがそれなりに

見られるようになった。これらの方法は,「シンナー遊び」をしているとは思われにくい方法であり,その分,検挙・補導されにくくなった面があると思われる。

同時に,1990年前後から,入手可能な薬物の種類が増加したことも無視できない。1990年前後を機に,日本はこれまでにない乱用薬物の多様化の危機に直面していると考えられる。

以上のデータは,売買等による検挙者をも含めた検挙者数であり,薬物乱用・依存者の氷山の一角を示しているに過ぎない。この種のデータはわが国を代表するデータであるが,1995年の大麻事犯検挙者数の激減が,この種のデータの限界を示す結果となった。

3. 薬物関連精神障害患者数からみた変遷

多くの依存性薬物は,その使用の繰り返しにより精神障害を呈し易い。そこで有用なのが,薬物関連精神疾患全国精神病院調査(国立精神・神経センター精神保健研究所薬物依存研究部)である[3,4,5,10,11,12,13,17]。この調査は原則的に2年に1回,全国の全有床精神病院を対象に,調査期間を2カ月間もうけて,その間に受診・入院した(あるいは入院していた)薬物乱用・依存関連疾患者を調べている。

前述の「犯罪白書」「麻薬・覚せい剤行政の概況」(図2)では,対象が規制薬物に限られているため,日常の医療で使用されている薬物(鎮痛薬,睡眠薬,鎮咳薬,抗不安薬等)の乱用については把握できなかった。しかし,この調査研究では,覚せい剤,有機溶剤に加えて,鎮痛薬,睡眠薬などの乱用・依存ぶりも経時的に眺めることができる。図4は,原因薬物の全体に占める割合の変化を見たものである。

ここでも覚せい剤,有機溶剤がわが国での二大乱用薬物であることが一目瞭然である。有機溶剤乱用がわが国に広まる直前の時期には,青少年を中心に「ハイミナール」を中心とした睡眠薬乱用時代(1960年～1964年),「ナロン」・「メプロバメート」を中心とした鎮痛薬・抗不安薬乱用時代(1964

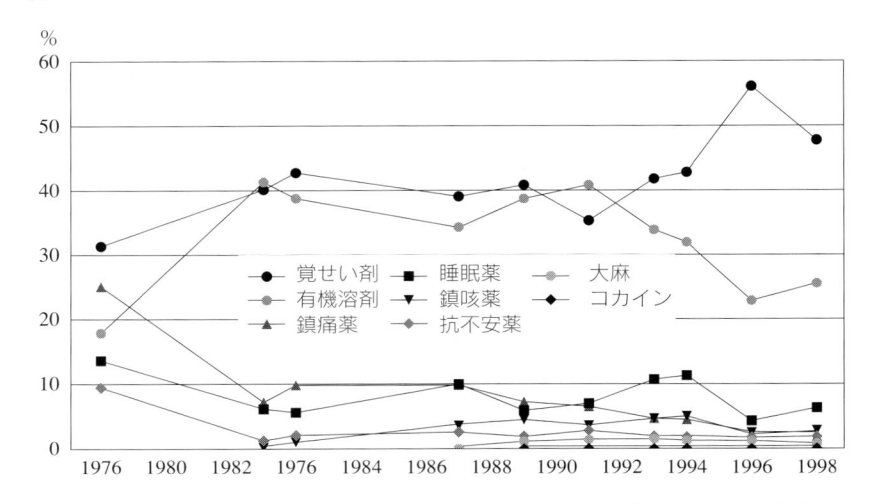

図4 全国の有床精神科受診者・入院者における薬物関連精神疾患患者の原因薬物内訳
（出典：「薬物関連精神疾患全国精神病院調査」国立精神・神経センター精神保健研究所薬物依存研究部）

1976年（昭和51年度）：向精神薬等乱用者の実態調査研究（班長：佐藤倚男），全国の国公立病院，精神衛生法による指定病院等から426施設を任意抽出。7月～9月に入院した向精神薬等乱用者。郵送調査。

1981年（昭和56年度）：向精神剤乱用実態調査研究（班長：佐藤倚男），病院要覧（1979年版）をもとに，1）総合病院精神科，大学付属病院精神科，精神病院（1,463施設），2）50床以上の内科（無作為1/10抽出）（577施設），3）麻酔科（無作為1/2抽出）（388施設），4）都道府県立精神衛生センター（38施設）。10月～11月に引き続きまたは新しく入院または外来を受診した向精神薬乱用者。郵送法。

1982年（昭和57年度）：向精神剤乱用実態調査研究（班長：佐藤倚男），病院要覧(1979年版)をもとに，1）総合病院精神科，大学付属病院精神科，精神病院（1,458施設），2）50床以上の内科（無作為1/10抽出）（572施設），3）麻酔科（無作為1/2抽出）（388施設），4）都道府県立精神衛生センター（38施設）。10月～11月に引き続きまたは新しく入院または外来を受診した向精神薬乱用者。郵送法。

年～1967年）があったが，1976年の調査研究結果では，鎮痛薬関連患者の割合が比較的多いことがわかる。時代の変遷とともに薬物関連患者に関しては覚せい剤と有機溶剤に原因薬物が絞られてきた経緯が明らかである。しかし，正確には，1981年には併せて約82％を占めていた覚せい剤と有機溶剤の割合が1991年から減少し始め，1994年には約74％にまで減少しているの

第Ⅱ章　薬物乱用・依存の歴史と現状　25

である。さらに，1996年には，覚せい剤と有機溶剤との乖離が顕著になり，図2に示した覚せい剤・有機溶剤と同じ関係が明らかである。

逆に，数の上では非常に少ないながらも，1987年に大麻による患者が，この調査上，初めて登場し（1人），1989年にはコカインの患者が初めて登場する（2人）というような新しい現象が認められている。これは，前述した薬物事犯検挙者数における1990年前後からの変化（乱用薬物の多様化）に一致する現象である。これらの結果は，この種の調査ではたとえ1例であっても大きな意味を持ち得ること，同時に，精神医学的にみて規制薬物がいかに危険かを物語るものである。

しかし，この種の医療機関受診者のデータも，乱用・依存者全体の氷山の一角でしかないことは自明のことである。ただし，この氷山の一角についてのデータは，同じく氷山の一角としてのデータである前述の薬物事犯数とともに，経年的に見ることによって，時代的な流れと傾向とを敏感に反映し得るすぐれたデータであることに変わりはない。

Ⅱ．薬物乱用の現状

1．一般人口を対象としたデータ

薬物乱用・依存の広がりを把握するための最も直接的なデータとしては，一般人口を対象（あるいはそれを代表するような対象）とした調査結果であることは確かである。しかし，この種の調査は，個人の違法性を暴くような面を持っており，実施が非常に難しい。

しかし，1995年から2年に1回，全国の15歳以上の住民を対象に，「薬物使用に関する全国住民調査」（国立精神・神経センター精神保健研究所薬物依存研究部）[7,8]が開始された。

また，わが国では，10代の薬物乱用といえば，伝統的に「シンナー遊び」が圧倒的に多く，その「シンナー遊び」は，覚せい剤乱用と強い繋がりを持っている。覚せい剤の使用が原因で精神病院に入院・受診した患者の約1/3

表1 わが国の15歳以上の住民の違法薬物生涯乱用経験率（％）

	1995	1997
有機溶剤	1.4	1.7
大麻	0.4	0.4
覚せい剤	0.3	0.2
コカイン	0.1	0.0
ヘロイン	0.0	＊

＊：統計誤差以内
生涯経験率：これまでに1回でも経験したことのある者の率。
（出典：「薬物使用に関する全国住民調査」精神保健研究所薬物依存研究部）

表2 全国の中学生における薬物乱用生涯経験率（％）

	1996	1998
有機溶剤	1.1	1.3
大麻	0.5	0.7
覚せい剤	0.3	0.5

生涯経験率：これまでに1回でも経験したことのある者の率。
（出典：「薬物使用に関する全国中学生意識・実態調査」精神保健研究所薬物依存研究部）

は，覚せい剤乱用以前に，「シンナー遊び」の経験を有しており[15]，「シンナー遊び」の防止が覚せい剤の乱用防止に繋がるとの考えから，1996年から2年に1回，「薬物乱用に関する全国中学生意識・実態調査」（国立精神・神経センター精神保健研究所薬物依存研究部）が開始された[22,23]。

表1は，これまでの住民調査の結果であり，表2は，中学生調査の結果である。これらの調査の結果の信憑性評価は難しいが，手法的には世界で通用するものであり，調査を継続することによって，増減の傾向を読みとることができる。

2．外国人による密売ルートの出現

ここで，1995年以降，高校生を中心に何が起こったのかを考えてみたい。

その原因を考えるとき，変造テレホンカードの出現と，一部のイラン人の果たした役割が極めて大きい。

表3は，薬物事犯の中に占める外国人の割合と，上位3カ国の変化を見たものである。

従来，薬物事犯全体の中で，外国人といえば韓国人が約80％を占めていた。ところが，「ジャパユキさん」に象徴される東南アジアからの労働力の

表3 薬物事犯の中に占める外国人国籍の割合と上位3カ国の割合

西暦	薬物事犯の中に占める外国人の割合	1 位	2 位	3 位
1987年	4.1%	韓国 76.7%	フィリピン 6.9%	アメリカ 6.5%
1988年	3.4%	韓国 79.8%	アメリカ 5.4%	フィリピン 3.0%
1989年	3.5%	韓国 77.3%	フィリピン 7.8%	アメリカ 3.0%
1990年	4.5%	韓国 48.2%	フィリピン 17.2%	朝鮮 10.3%
1991年	4.5%	韓国 52.9%	フィリピン 11.7%	朝鮮 8.7%
1992年	6.1%	韓国 36.8%	フィリピン 22.5%	朝鮮 7.3%
1993年	6.7%	韓国 31.6%	フィリピン 19.0%	イラン 17.2%
1994年	7.1%	韓国 28.5%	イラン 22.7%	フィリピン 15.7%
1995年	7.2%	韓国 27.9%	フィリピン 22.4%	イラン 21.0%
1996年	6.4%	韓国 34.6%	イラン 22.6%	フィリピン 18.7%
1997年	6.7%	韓国 29.3%	イラン 24.1%	フィリピン 18.3%

(出典:「覚せい剤等薬物事犯の統計資料」警察庁生活安全局薬物対策課)

流入により,韓国人の割合は1990年には50％弱に激減した。これは,図2及び図4で述べた1990年前後からの「乱用薬物の多様化」と一致する。そして,もうひとつの変化は,1993年のイラン人の第3位への浮上である。それまでイラン人は上位10カ国に名を連ねたことすらなかった。そして,この1993年という年は,変造テレホンカード問題との関連で大きな意味を持ってくる。

　ところで,ここで言う薬物事犯とは,覚せい剤事犯,麻薬及び向精神薬事犯,あへん事犯,大麻事犯の総数である。イラン人がこれらの薬物事犯の中で,最初に浮上したのが1993年のあへん事犯と大麻事犯である。1992年のあへん法事犯検挙者数は91人であり,そのうち75人(82％)は日本人であった。ところが,1993年のあへん法事犯検挙者132人中60人(45％)がイラン人であり,それは外国人事犯者64人の実に94％であり,降って湧いたような現象であった(表4)。大麻についても事態は同じで,1993年に,外国人大麻事犯者の国籍別内訳で,イランが突如として第1位に浮上しているのである(図5)。1993年の外国人大麻事犯数は322人であるが,うち126人(39.1％)がイラン人であった。

表4　外国人薬物事犯者の中に占めるイラン人の割合の変化

	1993年	1994年	1995年	1996年	1997年
覚せい剤	0.7%	12.0%	14.5%	21.0%	21.0%
麻薬及び向精神薬	7.9%	15.5%	18.5%	15.4%	19.0%
あへん	93.8%	79.5%	82.1%	58.8%	56.0%
大麻	39.1%	31.7%	33.7%	25.1%	26.4%

（出典：「麻薬・覚せい剤行政の概況」厚生省薬務局。ただし1997年は「覚せい剤等薬物事犯の統計資料」警察庁生活安全局薬物対策課による）

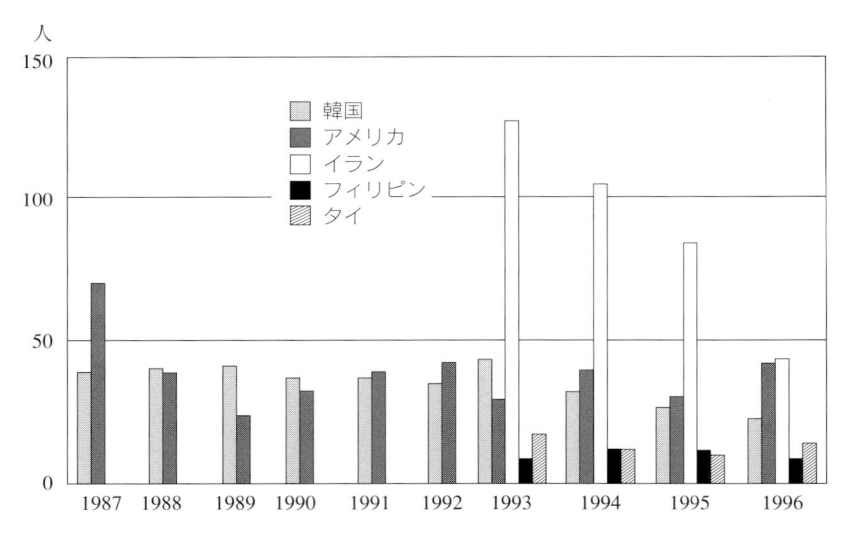

図5　外国人大麻事犯者の国籍別上位国内訳
（出典：「麻薬・覚せい剤行政の概況」厚生省薬務局）

3．新しい通信技術と変造テレホンカード問題

　さて，わが国で，変造テレホンカードが社会問題化したのは，1989年からである。表5は当時の新聞記事の変遷を示している。1989年当時は，暴力団が資金稼ぎにテレホンカードを変造し，それらを外国人が本国への通話に利用していたという文脈が読みとれる。ところが，1992年〜1993年以降，

表5　新聞での変造テレホンカード関連記事の変化

1989年
　「テレホンカード40倍変造　磁気いじり50度数を2000に　金券店に持ち込む」
　　　　　　　　　　　　　　　　　　　　（東京読売新聞朝刊　1989.5.9）
　「テレホンカード変造　背後に暴力団，逮捕の2人は"売り役"か」
　　　　　　　　　　　　　　　　　　　　（東京読売新聞夕刊　1989.5.10）
　「変造テレホンカード　外国人労働者に出回る　本国への電話に便利」
　　　　　　　　　　　　　　　　　　　　（東京読売新聞朝刊　1989.5.11）
1993年
　「変造カードをNTTへ　東京・上野公園周辺を舞台にした変造テレホンカード売買事件で，上野署は29日，有価証券偽造の疑いでイラン人などから提出を受けた変造カードのうち，立件不能分の約16万7千枚をNTTに引き渡した」
　　　　　　　　　　　　　　　　　　　　（東京読売新聞朝刊　1993.1.30）

　事態は急変し，一部のイラン人を中心に，外国人自らが変造テレホンカードを路上で売りさばくようになった。1993年には，東京・上野駅周辺でイラン人が束になった変造テレホンカードを握りしめ，通行人に声をかけるという光景が白昼堂々と見受けられるようになってしまった。その一端は表5の記事より窺い知ることができる。

　このような現象が出現した背景には，バブル経済の崩壊による外国人労働者の失業の影響が大きいが，同時に，ポケットベル（ポケベル），PHS，携帯電話の急速な普及の影響が重なっていると考えられる。これらの通話料金は，通常の電話料金に比べてかなり割高であり，利用者の中には格安な方法（変造テレホンカードの使用）に流れた者たちが少なからずいたということである。一部のイラン人による変造テレホンカードは，東京では1050円分のものが，わずか100円で売られていたのである。そして，この違法な販売ルートを最も利用したのが高校生であったと言われている。

　表6は，ポケベルをめぐる新聞記事の変遷を示している。1991年には歓迎ムードで迎えられたポケベルは，1993年には女子高校生を中心に大流行し，同時に非行での利用・変造テレホンカード問題へと結びついていく様が窺われる。1996年には，東京・上野周辺でのイラン人の姿は，少なくなったも

表6 新聞でのポケットベル関連記事の変化

1991年
「生活に仕事にあれこれ重宝ポケベル・携帯電話，こんな使い方」
(朝日新聞夕刊 1991.8.24)
「ポケベル新情報 修学旅行やデート，防犯にと ヤングに大もて／奈良」
(朝日新聞朝刊 1991.10.17)
1993年
「売れる商品は女子高生に聞け 市場調査の主役に企業が熱い視線」
(朝日新聞夕刊 1993.2.27)
「ポケベル利用の非行目立つ 府警契約の際は保護者承諾で／大阪」
(朝日新聞朝刊 1993.10.3)
1995年
「ポケベルの契約中止 高校生に流行でパンクNTTドコモ栃木／栃木」
(朝日新聞朝刊 1995.8.1)
1996年
「やみ売買の現場を見る ポケベル世代むしばむ変造テレホンカード／名古屋」
(朝日新聞朝刊 1996.8.9)

のの，回収された変造テレホンカード数の記録は，「変造テレカード摘発 上野周辺で半年間に100万枚突破 変造テレホンカードの売買が後を絶たない東京・上野駅周辺で，上野署が不法滞在などで摘発した外国人らから回収した変造カードが，半年で100万枚を突破した。同署が押収，回収した変造カードは，1993年が47万枚，94年83万7千枚，95年93万8千枚だったが，今年は15日までに104万枚に達した」(東京読売新聞朝刊，1996.6.17) という記録を残すまでになった。

問題は，この変造テレホンカードのイラン人販売ルートで，大麻までもが売られたということである。

そもそも，大麻は中央アジア原産の植物と考えられており，イラン人と大麻の結びつきの歴史は古く，ゾロアスター教の教典アヴェスタ (B.C. 6〜7) にすでに記載があるという[14]。

イラン人の下へ変造テレホンカードを買いに行った高校生が，そこで大麻までも手に入れられる事態になったのである。この変造テレホンカードの販

売ルート（＝大麻の密売ルート）の出現と一致して，1993年の大麻事犯数は，わが国初の2,000人台に突入したのである（図3）。

一方，覚せい剤事犯に関しては，1993年当時，イラン人はわずか5人（外国人検挙者中0.7％）にすぎなかった。それが年毎に増加し，1994年には88人（同12％）になり，1995年には134人（同14％）と急増したのである（表4）。

以上の事態は「変造テレホンカードの出現→その販売者としての一部のイラン人の登場→同じルートでの大麻の密売→大麻から覚せい剤へのシフト」とまとめることができる。

4．大麻から覚せい剤へのシフト

結局，図1に示した高校生の覚せい剤事犯者数の激増の背景には，「ポケベル・PHS・携帯電話等の新しい通信技術の出現」と，時を同じくした「一部のイラン人を中心とした外国人による路上での大麻・覚せい剤の密売」がある。このような「露骨な路上での密売」は，それまでのわが国では見られたことのない事態であり，その意味で，1995年以降，わが国は「第三次覚せい剤乱用期」に突入したと言える。

イラン人から覚せい剤を手に入れたことのある高校生の中には，「日本人（暴力団員およびその関係者）は怖いけど，イラン人は怖くない」という者がいた。薬物乱用の拡大に果たす「入手し易さ」の役割は非常に大きい。この「入手し易さ」は，一般的には「水際での摘発」及び「法規制」のあり方[21]に関心が寄せられがちであるが，外国人ならば怖さが減るといった「需用者側の心理的側面」の問題をも内包していることを高校生の覚せい剤問題は示している。しかし，変造テレホンカードの出現自体が「背後に暴力団」（東京読売新聞夕刊，1989.5.10）と言われたように，外国人といえども，背後には日本の暴力団が潜んでいるという問題の本質を見落としてはいけない。

今日，以上のような「露骨な路上での密売」は，なりを潜めた。携帯電話

の普及が，密売者の地下潜行をも容易にしたのである。密売人の携帯電話番号さえ知っていれば，いつでも連絡がつくのである。事態はさらに難しくなった。

5. グローバルな経済問題としての覚せい剤問題

以上のような一部のイラン人の果たした役割は，わが国で急速に進行している国際化の実質化の一面として捉えることができる。現在，より豊かな経済を求めて，世界中で人口の流出入が活発化しており，この流れは薬物乱用・依存問題にも大きな影響を及ぼしている。薬物乱用・依存問題は，すでに一国だけでは対応不可能な局面になっているのである。

図6は，覚せい剤事犯者数と完全失業率の関係を示しているが，両者には明らかな正の相関が認められ，この問題の根底に横たわる経済問題の大きさを示している。

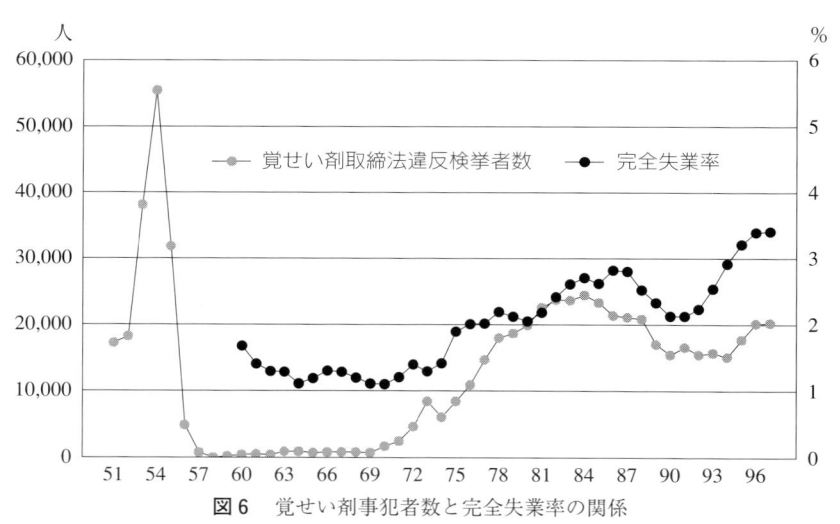

図6 覚せい剤事犯者数と完全失業率の関係

（出典：「麻薬・覚せい剤行政の概況」厚生省薬務局，「労働白書」日本労働研究機構）

Ⅲ．今後への危惧

　さて，有機溶剤，覚せい剤に関しては以上の通りであるが，ここで今後の動向に関して少々危惧を表明したい。

　問題は，大麻である。前述したように，大麻事犯数は年々増加の一途を辿っていたにもかかわらず，1994年に検挙者数が急落し，その後もさらに減少を示しているが，1998年には増加に転じている（図3）。1994年の急落は，同年のサリンガス事件等一連のオウム真理教による事件捜査のために，大麻事犯者の検挙に捜査員を回せなかったためとされており，一応納得できるが，それにしても，その後の減少傾向はどう説明できるのか？　イラン人ルートによる薬物事犯が覚せい剤にシフトしたとはいえ，表4に示した大麻事犯の中に占めるイラン人の割合は，それほどの減少を示してはいない。実際，イラン人ルートによる大麻の密売が減っているとは考えられず，むしろ，大麻の乱用はじわじわと浸透してきていると推定した方が現実的であろう。

　事実，薬物関連精神疾患全国精神病院調査による結果では，大麻乱用経験者は1994年には988例中53例（5.4％）[13]であったのが，1996年には904例中97例（10.7％）[10]と増加しているのである。

　しかし，同調査でも，乱用経験者率は増加しているものの，精神科受診・入院に至る理由となった「主たる使用薬物」という見方からすると，大麻は1994年の13例（1.3％）[13]から，1996年には8例（0.9％）[10]と減少傾向を示している。問題のひとつは，ここにありそうである。つまり，大麻の乱用は有機溶剤や覚せい剤の乱用よりは精神障害を起こす頻度が低く，精神病院調査では「引っかかり難い」のではないだろうかということである。

　もうひとつの要因は，大麻乱用者は従来の伝統的とも言える有機溶剤ないしは覚せい剤乱用者とは，その社会的属性がかなり違う可能性があるということである。

1989年の薬物関連精神疾患全国精神病院調査の結果[17]は，大麻事例数が7例と数こそ少ないが，大麻事例と覚せい剤事例とを比較して，大麻事例では①高校卒業以上の学歴を有する者が多く，②逮捕・補導歴を有する者が少なく，③高所得者層出身者が多く，④海外へ行ったことのある者が多いという特徴を示している（表7）[19]。このことは，大麻乱用者は有機溶剤，覚せい剤乱用者に比べて，逮捕・補導されにくいということにつながることを示唆している。

　結局，大麻乱用者は精神病院にも，取り締まり機関にも「引っかかり難い」可能性が大であるということである。

　従来のわが国での乱用薬物が，覚せい剤や有機溶剤のように，精神症状を呈しやすく[6,15,16]，また，逸脱グループとの結びつきも強かった[18,20]ために，難しいながらも，①薬物事犯数を報告した「覚せい剤等薬物事犯の統計資料」（警察庁生活安全局薬物対策課）に厚生省・海上保安庁・大蔵省管轄の薬物事犯数を加えた「麻薬・覚せい剤行政の概況」（厚生省薬務局）と「犯罪白書」（法務省法務総合研究所），②薬物関連精神疾患全国精神病院調査（国立精神・神経センター精神保健研究所薬物依存研究部）がそれなりに有効に働いたが，今後はその限界が露呈する可能性があるのである。

　そのためにも，「薬物使用に関する全国住民調査（国立精神・神経センター精神保健研究所薬物依存研究部）」の継続と，場合によっては，新たな調査方法の導入が必要となる可能性がある。

表7　大麻関連患者と覚せい剤関連患者の属性の違い

乱用薬物	人数	平均年齢	高卒以上の学歴者	逮捕・補導歴のある者	高所得家庭出身者	海外渡航経験者
大麻関連患者	7	27.7歳	57.1%	14.3%	71.4%	42.9%
覚せい剤関連患者	373	34.9歳	3.8%	74.3%	4.6%	?

（出典：「薬物関連精神疾患全国精神病院調査」国立精神・神経センター精神保健研究所薬物依存研究部）

文　献

1) Fischman, M.W.：米国におけるメタンフェタミン使用の歴史と現況．日米薬物依存シンポジウム'90「コカインと覚せい剤をめぐって（基礎・臨床・疫学）」．（編）福井　進，和田　清，伊豫雅臣．（財）麻薬・覚せい剤乱用防止センター，東京，pp.51-61，1991.
2) 福井　進，小沼杏坪：覚せい剤乱用発生因子に関する研究．国立精神・神経センター精神保健研究所薬物依存研究部，1987年3月.
3) 福井　進，渡辺　登，伊豫雅臣，小沼杏坪，来栖瑛子，和田　清，冨山學人：薬物依存の疫学的研究．厚生省精神・神経疾患研究委託費「薬物依存の成因と病態に関する研究」（班長：加藤伸勝）昭和62年度研究成果報告書．pp.169-182，1988.
4) 福井　進：薬物依存の疫学的考察――わが国の薬物依存の現状と問題点――．日精協雑誌 7：1122-1132，1988.
5) 福井　進，和田　清，伊豫雅臣：薬物乱用・依存の実態と動向に関する研究（その2）――医療施設実態調査より――．厚生省精神・神経疾患研究委託費「薬物依存の発生機序と臨床及び治療に関する研究」（班長：佐藤光源）平成3年度研究成果報告書．pp.143-152，1992.
6) 福井　進，和田　清，伊豫雅臣：有機溶剤依存者とその長期予後に関する研究．精神保健研究 38：39-45，1992.
7) 福井　進，和田　清，伊豫雅臣，浦田重治郎，尾崎　茂：薬物乱用・依存の世帯調査．平成7年度厚生科学研究費補助金（麻薬等対策総合研究事業）「薬物依存・中毒者の疫学調査及び精神医療サービスに関する研究班」（主任研究者：寺元　弘）第一分冊「薬物乱用・依存の多面的疫学調査研究」pp.5-36，1996.
8) 福井　進，和田　清，菊池周一，尾崎　茂，浦田重治郎：薬物乱用・依存の世帯調査．平成9年度厚生科学研究費補助金（麻薬等対　策総合研究事業）「薬物依存・中毒者の疫学調査及び精神医療サービスに関する研究班」（主任研究者：寺元　弘）第一分冊「薬物乱用・依存の多面的疫学調査研究（3）」pp.7-48，1998.
9) 久万楽也：麻薬．保健栄養新報社，東京，1976.
10) 尾崎　茂，和田　清，福井　進：全国の精神科医療施設における薬物関連精神疾患の実態調査．平成8年度厚生科学研究費補助金（麻薬等対策総合研究事業）「薬物依存・中毒者の疫学及び精神医療サービスに関する研究班」（班長：寺元　弘）研究報告書第一分冊「薬物乱用・依存の多面的疫学調査研究（2）」．pp.61-86，1997.
11) 尾崎　茂，和田　清，福井　進：全国の精神科医療施設における薬物関連精

神疾患の実態調査．平成10年度厚生科学研究費補助金「医薬安全総合研究事業」薬物乱用・依存の疫学的研究及び中毒性精神病患者等に対する適切な医療のあり方についての研究（主任研究者：和田　清）．平成10年度研究成果報告書．pp.85-116，1999.
12) 清水順三郎，福井　進：精神科医療施設における薬物関連精神疾患の実態調査．平成5年度厚生科学研究費補助金麻薬等対策総合研究事業「薬物依存の社会医学的，精神医学的特徴に関する研究」（主任研究者：福井　進）平成5年度研究成果報告書．pp.79-104，1994.
13) 清水順三郎，福井　進：精神科医療施設における薬物関連精神疾患の実態調査．平成6年度厚生科学研究費補助金麻薬等対策総合研究事業「薬物依存の社会医学的，精神医学的特徴に関する研究」（主任研究者：福井　進）平成6年度研究成果報告書．pp.87-118，1995.
14) 武田　元：II 大麻とは．依存性薬物情報シリーズNo.1 大麻．依存性薬物情報研究班（班長：加藤伸勝）．pp.3-21，1987.
15) 和田　清，福井　進：覚せい剤精神病の臨床症状——覚せい剤使用年齢との関係——．アルコールと薬物依存 25：143-158，1990.
16) 和田　清，福井　進：覚せい剤精神疾患における残遺症候群について．精神保健研究 37：161-168，1991.
17) 和田　清，福井　進：薬物依存の発生因をめぐって．精神医学33：633-642，1991.
18) 和田　清：有機溶剤と覚せい剤乱用—依存と社会問題．Clinical Neuroscience 9：646-648，1991.
19) Wada K：Cocaine Abuse in Japan. Jpn. J. Alcohol & Drug Dependence 29：83-91, 1994.
20) Wada K, Fukui S：Demographic and Social Characteristics of Solvent Abuse Patients in Japan. The American Journal on Addictions 3：165-176, 1994.
21) 和田　清：睡眠薬の乱用と依存．Clinical Neuroscience 14：1314-1316, 1996.
22) 和田　清，勝野眞吾，尾崎米厚，中野良吾：中学生における「シンナー遊び」・喫煙・飲酒についての調査研究．平成8年度厚生科学研究費補助金「麻薬等対策総合研究事業」薬物依存・中毒者の疫学調査及び精神医療サービスに関する研究班（主任研究者：寺元　弘）．平成8年度研究成果報告書．pp.21-60，1997.
23) 和田　清，中野良吾，尾崎米厚，勝野眞吾，：薬物乱用に関する全国中学生意識・実態調査．平成10年度厚生科学研究費補助金「医薬安全総合研究事業」薬物乱用・依存の疫学的研究及び中毒性精神病患者等に対する適切な医療のあり方についての研究（主任研究者：和田　清）．平成10年度研究成果報告書．pp.19-83，1999.

第Ⅲ章

有機溶剤

I. 有機溶剤とは

1. 有機溶剤とは

　有機溶剤とは，常温常圧のもとで揮発性に富み，脂溶性の物質をよく溶かすという共通した物理的性質をもつ化学物質の総称であり，単一物質を意味するわけではない。具体的には「油脂・天然樹脂・合成樹脂・繊維素・ゴム等を溶解する有機化合物の総称」[5]である。化学的には芳香族炭化水素類，脂肪族炭化水素類，アルコール類，エステル類，エーテル類，ケトン類など，多様な物質がこれに属しており，有機溶剤自体は400種以上あると言われている[5]。

　わが国では「シンナー遊び」の呼称が一般化しているが，世界的には「glue sniffing」（接着剤吸引），「solvent abuse」（溶剤乱用），「volatile substance abuse」（揮発性物質乱用）など様々な呼称があり，最近では，ガス類の吸入をも含めて「inhalant abuse」（吸入剤乱用）と呼ばれることが多い。

　本来，「シンナー」とは，塗料を薄めるために使用される有機溶剤のことであるが，わが国で「シンナー遊び」と言う際には，そのような溶剤だけを意味しているのではなく，ボンドなどの接着剤・充塡剤・トルエン及びトルエンを含む各種溶剤・有機溶剤含有製品のすべてを含めて「シンナー」と呼んでいることを理解する必要がある。ちなみにシンナー自体，数種類から数十種類に及ぶ有機溶剤によって作られており，その成分はメーカーによって異なっているのが実状である。表1および表2は，今日までに世界的に乱用されてきた有機溶剤および有機溶剤含有製品とその成分を示している。

　この有機溶剤は，石油化学製品の発達とともに人類の生活にはなくてはならないものとなって今日に至っている。今日の我々の生活には，諸工業製品の原材料として，またシンナー・接着剤（ボンドなど）・塗料・充塡剤・スプレー等の日用必需品として，さらには女性のマニキュア及びその除光液と

表1　これまでに乱用された吸入剤

1. 芳香族および脂肪族炭化水素
   ヘキサン，ベンゼン，トルエン，キシレン，ヘプタン，石油蒸留物（ガソリン，ナフサ，シンナー，接着剤，エアゾールスプレー）
2. ハロゲン化炭水化物
   トリクロルエチレン，1,1,1－トリクロルエタン，四塩化炭素
   ジクロルエチレン，ジクロルメチレン，クロロフォルム，ハロタン，フロンガス類（フルオロカーボン）
3. 亜硝酸塩
   アルミ，ブチル，イソブチル亜硝酸
4. ケトン類
   アセトン，メチルブチルケトン（シンナー）
5. エステル類
   酢酸エチル，酢酸アミル，酢酸ブチル
6. アルコール類
   エタノール，メタノール，イソプロパノール
7. 多価アルコール類
   メチルセルロースアセテート，エチレングリコール
8. エーテル類
9. その他
   亜酸化窒素（笑気）

（ArifとGrant[4]を改変）

表2　有機溶剤含有製品とその成分

製品名	平均構成成分数	主要成分
シンナー	3.7	トルエン，酢酸エチル，キシレン，メタノール，石油系溶剤など
洗浄剤	1.4	トリクロルエチレン，メタノール，石油系溶剤など
塗料	5.8	トルエン，キシレン，メチルエチルケトン，酢酸エチル，イソプロピルアルコールなど
インキ	2.8	トルエン，キシレン，イソプロピルアルコール，メタノール，メチルエチルケトンなど
接着剤	3.7	トルエン，ノルマルヘキサン，メチルエチルケトン　メタノール，アセトン，酢酸エチルなど

（田所[36]）

して有機溶剤が使用されており,自動車は有機溶剤の一種であるガソリンで動いている。すでに有機溶剤なくして考えられないのが今日の我々の生活である。

このことは入手しやすいことを意味しており,わが国に限らず有機溶剤が世界的に乱用されている最大の理由と考えられる。

2. 有機溶剤乱用の歴史

有機溶剤乱用の歴史は,このような工業化とそれにともなう都市化とともに広がってきた歴史がある。

欧米では1930〜1940年代に,すでにいくつかの有機溶剤乱用症例の報告がある[22,52]。しかしながら,この有機溶剤乱用が広がりをもって社会問題化したのは1960年代である。1963年のニューヨークでは2,003人の接着剤吸入者が報告[1]されており,1967年のデンバーでは若い男性のおよそ50％が有機溶剤乱用を経験したという報告もある[30]。ただし,これらの欧米諸国では,その後の依存性薬物問題はヘロイン・大麻・LSDやコカインへと発展していき,有機溶剤乱用自体は重大な社会問題として衆目を集めるまでには至らなかったようである。しかし,今日でも,中南米諸国や体制崩壊後の東欧諸国を中心に,street children間での有機溶剤乱用は,世界的な重要問題である。

わが国における有機溶剤による人体への害の歴史は,乱用の歴史に先立って1950年代後半から見ることができる。これは仕事上,有機溶剤を使用せざるを得ない,塗料・印刷インキ・接着剤・洗浄溶剤の使用作業場,及び合成樹脂製造・加工場などでの換気を中心とする作業環境からくる職業病的存在として出発した。当時の症状としては多発神経炎を中心とした身体的障害に関心が集まっていたようである[31,53]。

このような事態を背景に法的整備がなされ[注],結果的に,今日乱用のために入手しやすい有機溶剤は身体的障害の面からは相対的に障害度の低いものに絞られるという結果になった。しかしながら,この危険性は相対的なもの

であり,「安全」と言えるものは何ひとつないのは当然である。

　一方,わが国における有機溶剤乱用の歴史は第Ⅱ章に述べた通りであるが,1967年頃に始まる。それ以前にも,1950年代末期に受刑者の中に作業中に秘かにシンナーを嗅いで快感にひたっていた者があったとの報告[24]や,1962年頃の群馬県太田市及びその周辺でのシンナー酩酊少年の報告（昭和40年度報告）[12]などがあるが,社会問題としての広がりを持つには至らなかった。その後,今日の乱用状況へと発展した契機は,1967年頃の東京新宿駅東口にたむろした「フウテン族」による集団的吸引であろうというのが通説である。

　当時のこの現象は,欧米先進諸国における1960年代のLSD流行と無縁ではない。当時の欧米先進国では幻覚剤の使用が伝統的な中流階級の価値観に対するひとつの反乱という側面を持っており,「波長を合わせて,陶酔して,そして抜け出そう」（ヒッピーの精神的指導者ティモシー・リアリーの作ったスローガン）という言葉がサブカルチャーとしてのドラッグカルチャーを形成するほどの勢いがあった時代であった[51]。しかし,わが国ではLSD・大麻等の幻覚剤の入手は困難であり,簡単に手に入る幻覚剤が有機溶剤であったと推定できる。

　しかしながら,このような意味合いを持った有機溶剤の乱用は,乱用の広がり・時代の変遷とともに瞬く間に消えてしまった。

　今日までにわが国で乱用された有機溶剤を見てみると,初期にはシンナーが5割以上を占めていたという[20]。しかし,その後,シンナーは入手が比較

注：1972年に有機溶剤中毒予防規則が制定され,労働安全衛生法施行令により,有機溶剤は,①有害性が強いもの,②健康障害が多発するおそれがあるもの,③物理化学的性質,使用実態,生産量などを基準に第1種から第3種に分類されることになった。
　これによってクロロホルム・四塩化炭素等の肝細胞壊死・肝硬変を起こすおそれのあるハロゲン化炭化水素,肝癌を起こすおそれのあるトリクロルエチレン・1,2-ジクロルエタン,腎不全を起こすおそれのある二硫化炭素は第1種に指定され,管理強化がなされることとなった。さらに,ベンゼンは再生不良性貧血を起こすおそれがあることと,ILOが溶剤として使用することを禁止したこと等により1975年に特定化学物質等障害予防規則によって規制されることとなり,溶剤としての使用は原則的に禁止されることとなった。

的難しくなり、同時に喉を痛め易いことから主流は接着剤に移り[20]、1971年にはボンド等92.4％、シンナー7.4％、その他0.2％という状況[14]になった。

ところが、有機溶剤乱用防止を目的に、1972年に改正された「毒物及び劇物取締法」では「トルエン等を含有する物」を規制対象としながらも、肝心のトルエンそのものを規制対象としなかったために、1972年の東京では、すでにボンドの減少・トルエン単体の急増が認められ[20]、その後全国的にトルエン単体（俗に「純トロ」と称される）が増加し、1975年にトルエンが規制対象に含められたにもかかわらず、トルエン主流の今日に至っている。

II. 人体に対する害

1. 脳を直撃する有機溶剤

前述したように、人体に対する有機溶剤乱用の害は、その成分によって厳密には異なり、さらに、職業病的存在として調査・研究されてきた経緯上、特に臓器障害面から危険性の高い有機溶剤は法的に厳しい管理下に置かれてきた。したがって、そのような有機溶剤の入手と乱用は難しい。ここでは、「シンナー遊び」の主流であるトルエンを中心に、人体に対する害について説明したい。

有機溶剤は前述した性質のために、容易に肺から血液に溶け込み、瞬く間に全身の各臓器に達する。脳の血管には、「血液脳関門」という関所があり、酸素や栄養分などの脳に必要な物は脳へ通過させるが、有害物質は脳へは通過させない仕組みがある。しかし、有機溶剤は、この血液脳関門を容易に通過し、脳を直撃するという共通の性質がある。

有機溶剤による人体への害は、吸入した際に起こる急性中毒症状と、吸引の慢性的な繰り返しの結果として起こり、非吸引時にも持続する慢性中毒症状とに分けることができる。しかも、それらのいずれも、その障害は身体的障害と精神的障害との両面にわたっている。

2．急性中毒症状

1）酩酊・麻酔作用

有機溶剤の吸入が中枢神経系に及ぼす作用は，同じ有機溶剤の一種であるアルコールによる作用と類似している。基本的には中枢神経抑制作用である。

図1は脳の概略図である。吸入された有機溶剤は即座に肺から血液に溶け込んで，瞬く間に全身の各臓器に達する。しかも，血液脳関門を素通りした有機溶剤は速やかに大脳新皮質（「理性」「思考」を司っている部分）と小脳（動き・運動のスムーズさの維持や調和維持などを司っている部分）を麻痺させ，アルコールによく似た酩酊状態を作り出す。体験者の言葉によれば，「ボーッとする」体験であり，「気が大きくなる」「気分がよい」「体が軽くなる」体験（気分感情の変化）である。この状態を乱用者たちは「らりる」という。

さらに酩酊が深化すると，大脳新皮質の働きが麻痺することにより，大脳旧皮質辺縁系（動物としての本能・情動を保っている部分）の働きが前面に出やすくなる。時に，易刺激的・攻撃的となり，問題行動を引き起こすこともある。飲酒により，人格が変わったかのように思われるケースがあるが，

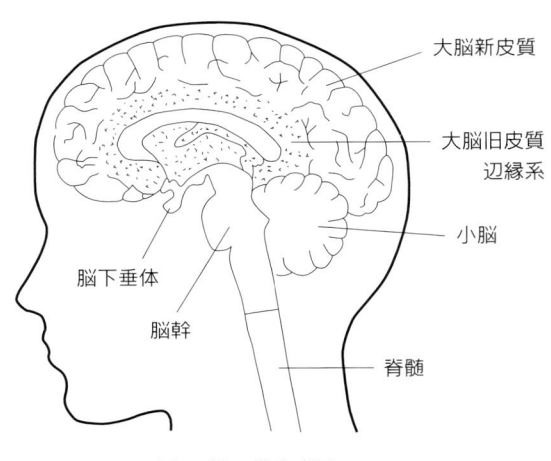

図1　脳の構造略図

それを思い浮かべれば理解しやすい。

　同時に「呂律が回らなくなる」「千鳥足になる」などの運動失調・小脳失調症状も出現する。

　この酩酊は軽度の意識障害としてとらえることができるが，これらの現象は麻酔導入過程で認められる興奮期に該当する。この興奮期は「高次中枢における抑制系の抑制（脱抑制）のために発現するみかけの興奮」[35]と考えられており，現象的には自己制御の喪失である。これらの作用が，「シンナー遊び」の結果，時に見られる転落事故，衝突事故，傷害事件などを引き起こす原因と推定されている。

　大量に吸入した場合には，脳幹部までが麻痺し，昏睡や意識消失にまで至る（麻酔作用）。後に健忘を残したり，時には死亡することもある。密閉された室内あるいは車内で「シンナー遊び」をしていて死亡することがあるが，その原因としては，①過度の麻酔による進行性延髄麻痺，②物理的窒息，③強い粘膜刺激による声門あるいは肺水腫，迷走神経刺激による喉頭けいれん，④ストレスによって遊離されたカテコールアミンに対する過敏反応の結果おこった心不全などの複合[34]と考えられている。

　マウスを使った動物実験では，トルエンの麻酔作用はクロロホルム（これも有機溶剤の一種）に匹敵するとされており[35]，酩酊状態（中毒量下）から麻酔状態（致死量下）に移行するための濃度差がアルコールに比べてはるかに少なく，きわめて危険である。また，吸入後のトルエンの生体内分布を調べたマウスの実験では，1.5時間後及び3時間後では，肝＞腎＞脳であるが，3時間値/1.5時間値では血液で0.67，肝で0.65，腎で0.48であるのに比べて，脳では0.88と高く，脳に対する影響が他臓器より長期にわたると考えられている[23]。さらに，40℃の環境下では20℃の時よりも蒸気内トルエン濃度は約3倍に増すこともわかっている[25]。

2）知覚の異常

　有機溶剤の酩酊状態がアルコールによる酩酊状態と大きく異なる点は，時

間と空間のゆがみを伴った知覚の異常を伴いやすい点である。これは大麻やLSDなどの幻覚剤に似ている。この特性が「シンナー遊び」の強化因（渇望を強める因子）のひとつになっている。依存者は経験的に前述した温度による有機溶剤の濃度差のことを知っていて，有機溶剤の入ったビニール袋を口にあてて，同時に袋を手掌でもんだりし，蒸気濃度，血中濃度などをコントロールしながら，吸い方をコントロールし，乱用者好みの酩酊や異常体験を体験しようとしているようである。

知覚の異常は，体験者から見た外界の変化と自己に関する体験の変化とに分けられる。

①外界の知覚異常

様々な感覚の中でも，視覚の異常が見られやすいのが有機溶剤による酩酊の特徴である。物が大きく見えたり（巨視），小さく見えたり（小視），あるいは物の形が変わって見えたり（変形視）という体験が認められやすい。時には，木のシルエットが人間に思えたり，カーテンの搖れが人影に見えたり（錯視），色彩模様の幻視が見えたり，昼にもかかわらずきらきら輝く星のような物が見えたりということもある。

その他，音の遠近感がふだんとは違って感じられたり，時には幻聴が聞かれることもある。

②体験者自身に関する知覚の異常

この体験は前述の知覚の異常と結びついていることがほとんどである。「体がフワーッと宙に浮く」（身体浮遊感），「体が地面に沈み込んでいく」（身体沈下感），「体が熱くなる」「頭も体もジーンと痺れる」（体感異常）などである。

これらの体験は外界の知覚異常とともに，体験者自身には快として感じ取られることが多い。

③夢想症

そもそも，酩酊に伴う知覚の異常が「シンナー遊び」の有力な強化因となっているわけだが，上述の①，②が有機溶剤特有の酩酊状態下（ほとんど意

識の変容である）では，体験者の能動性（「見たい」「体験したい」という体験者の気持ち）に基づいて惹起されやすく，自分にとって好ましい内容に異常体験をコントロールできる面がかなりあるという特徴がある。これこそが，「シンナー遊び」最大の強化因であり，文字通り「夢」を見られるということになる。「今の模様はきれいだったから，もう一度その模様を見たいと思ったら，またその模様が出てきた」という体験談は乱用者からよく聞かれるが，中には「話相手がほしいと思って，木を人間に見立てたら，本当に木が人間のように見えてきて，木に向かって話しかけていた」という体験談もある。極端な例としては，悪人を懲らしめる映画を見ていて，「公務員になりたいと思ったら，自分が警官に思えてきて」，通行人を逮捕のつもりで殴打し，自分が逮捕された後も警察官気どりで，「××警察の状況はどうですか？」と言い出した例もある。これなどは，被暗示性の亢進をも意味している。

以上のような急性中毒症状は，有機溶剤の吸引中止後，数時間で醒め，「夢」から醒めてしまえば原則的に何の異常も見かけ上は残らないとされている。しかし，この繰り返しが慢性中毒症状形成の基盤になっていることは推定に難くない。

有機溶剤の吸引による影響を経時的に脳波で追った実験によると，「吸入開始後しばらくすると，速波が全誘導に出現し始め，α波が少なくなる。約10分後に酩酊状態に達した頃には，α波がさらに減少するとともに周波数がやや遅くなる。吸入を中止すると，すみやかにα波はもどるが，速波は2〜3日後まで残っている場合がある」[26]という。

3．慢性中毒症状

わが国における有機溶剤による身体への影響の歴史・研究は，前述したように，「シンナー遊び」流行に先立って，有機溶剤を使用せざるを得ない職場における職業病的存在として調査・研究・対処されてきた歴史がある[27]。その結果，危険性の極端に高いものは法的に厳しい管理下に置かれており，

トルエンそのものは臓器障害の面からは相対的には危険度の高いものとは言えないかもしれない。しかし，この危険度自体，相対的なものであり，さらに，想像をはるかに越えた使用量・使用法が「乱用」には付き物であり，その危険性は常識では計り知れない面がある。

1）身体的障害
（イ）根性焼き

乱用者は，有機溶剤の吸引中に，伝統的に，煙草の火を手の甲に押しつける行為を行うことがある。その結果できる火傷痕を「根性焼き」と言う。この行為は，酩酊状態から麻酔状態に移行しないように刺激を与えるために行われるとも考えられるが，実際は，逸脱集団が仲間意識の確認のために行う「入れ墨」的性質のものだと推定できる。

この根性焼きは，有機溶剤乱用経験の履歴書のようなものである。

写真1は，上腕にケロイド化した根性焼きであり，やや特殊な例である。

（ロ）歯の腐食

「シンナー遊び」の繰り返しで，「歯が溶ける」ということは，乱用者間では常識である。経験的にも有機溶剤の長期慢性乱用者の中には「味噌っ歯」の者の頻度が高いようである。典型的には，上の前歯から腐食し始め，上の歯全体に腐食が広がると同時に，下の前歯が腐食し始め，最終的には，すべてが腐食した歯根だけになる。写真2はひとつの典型である。

トルエンにエナメル質を溶かす能力があるかどうかは定かではないが，有機溶剤乱用に伴う食生活など，不規則な生活全般が影響している可能性もある。

最近では，写真2のようになる前に，「差し歯」に変えてしまう者が増え，見かけ上はわかり難くなった。

（ハ）大脳の萎縮

以前から，有機溶剤の長期慢性乱用者・被爆者の中にはCTスキャンなどにより，大脳皮質の萎縮・脳室の拡大している者がいることが症例報告を通

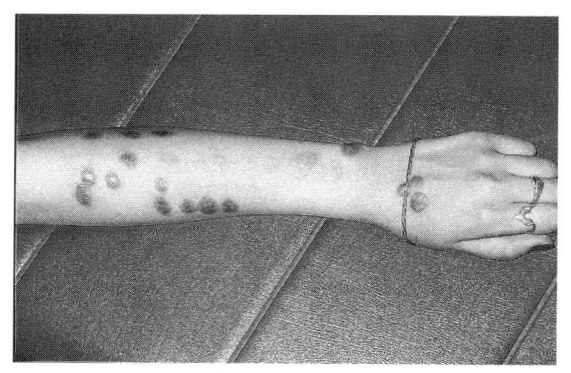

写真1 根性焼き

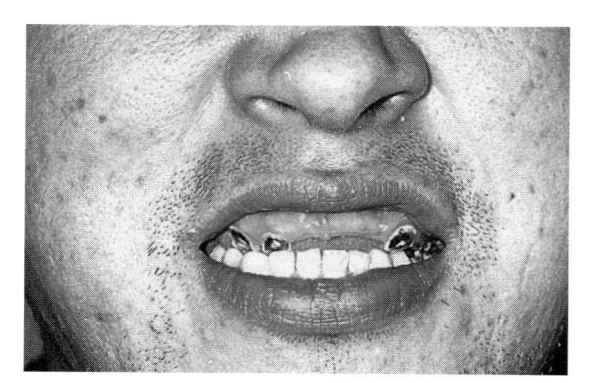

写真2 腐食した歯

して指摘されてきた[2,6,7,15,29,38,39]。

　神経繊維には有髄神経と無髄神経とがある。有髄神経は髄鞘に覆われており，あたかも電気コードのような構造になっている。一方，無髄神経には髄鞘がなく，むき出しの電線のようなものである。この髄鞘のおかげで，有髄神経を流れる電気信号は，無髄神経の100倍早い。有機溶剤はこの髄鞘を溶かしてしまうようである。トルエン依存による慢性中毒で死亡した31歳の解剖所見で，大脳，脳幹，小脳にわたり，この髄鞘が溶かされていた症例報告がある[2]。

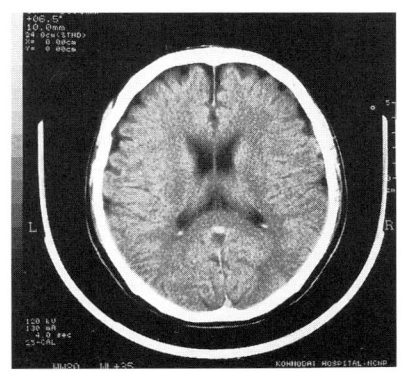

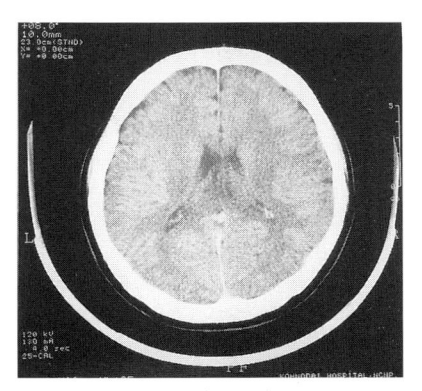

第Ⅲ章　有機溶剤　49

(a)　有機溶剤依存者　　　　　　　　(b)　正常対照者
写真3　脳のCTスキャン
これは大脳の断面図である。写真上が前で，下が後ろ。有機溶剤依存者(a)では，前頭葉中心に大脳皮質の萎縮（黒く見える），脳室の拡大（中心部の黒く見える部分）が著明。

　写真3は，正常者と有機溶剤依存者の大脳のCTスキャンを比較したものである。依存者では，明らかな皮質の萎縮と脳室の拡大が認められる。ただし，その頻度と因果関係を明らかにしたと言い切れる研究・報告は未だにないと言わざるを得ず，萎縮がどのように臨床症状に反映されるのかも不明と言わざるを得ない。

　ただし，入院中の14人のトルエン長期乱用者（平均年齢23歳±4.4（SD），平均吸入量425mg±366／日，平均乱用期間6.3年±3.9）を調べたFornazzari, L.ら[9]によれば，神経学的に障害がある乱用者，神経学的に障害がない乱用者，正常対照者の比較では，皮質の萎縮，脳室の拡大が，神経学的に障害のある乱用者＞神経学的に障害のない乱用者＞正常対照者の順に有意差を持っていたとされている。また，最近の画像診断の進歩によるMRI（magnetic resonance imaging）を用いたFillely, C.M.らの報告[8]（表3）によれば，乱用期間，MIR重症度，神経心理学的障害度の間には関係があり，「慢性トルエン乱用による痴呆は大脳白質損傷の程度と関係している」[8]という。これらの報告は，トルエンの長期慢性乱用と痴呆・大脳皮質萎縮・脳室拡大等の脳器質性障害との因果関係を決定づけるものとは言えないが，トル

エンの長期慢性乱用が脳に器質的変化を及ぼしている可能性が強いという臨床経験を強く支持するものであろう。

この脳の萎縮は，現状では回復は困難であるとされている。

(二) 脳波異常

有機溶剤の長期慢性乱用と脳波異常との因果関係も，経験的には強い関係がありそうだと指摘されながらも，未だに明確にはなっていない。

表4にいくつかの研究結果を挙げたが，どの報告でも異常および境界の割合は高い。多くは，律動異常・徐波成分の増加等，脳の活動性が低下・変調を来していることを示しており，有機溶剤による脳の器質的な障害の現れと考えられる。

81例のボンド乱用少年の脳波を吸入回数，吸入中止から検査までの期間，臨床症状との関係から調べた原田ら[13]によれば，吸入回数の多い者ほど異

表3 トルエン慢性乱用者のMRIと神経心理学的判定[8]

No.	年齢	性	乱用期間 （月）	MIR重症度 注1	神経心理学的判定 注2	
1	21	男	36	0	1	正常
2	34	男	54	0	2	正常
3	20	女	36	0	2	
4	24	女	24	0	3	境界
5	30	男	36	0	3	
6	24	女	36	0	3	
7	43	男	24	0	4	障害
8	26	男	168	1	4	
9	25	女	48	0	5	
10	35	男	252	1	5	
11	29	男	204	0	6	
12	38	男	192	3	7	
13	31	男	180	3	8	
14	31	男	180	4	9	

注1：0＝正常，1＝容積減少しかし白質の変化はない，2＝灰白質／白質の区別の軽度減少，3＝灰白質／白質の区別の減少と白質signalの部分的増加，4＝白質signalのびまん性増加。
注2：1＝平均以上，2＝平均，3＝平均以上，4＝軽微損傷，5＝軽度損傷，6＝軽度～中等度損傷，7＝中等度損傷，8＝中等度～重度損傷，9＝重度損傷

常脳波の出現率が高く，程度も強かったという。

写真4は，有機溶剤依存者の非吸引時安静閉眼時の脳波と正常者の脳波の比較であるが，有機溶剤依存者では基礎律動の徐波化が顕著である。これは一般に脳の活動低下を示唆している。

一般に，この脳波異常は，回復困難と考えられている。

(ホ) 視力障害

メタノール（これも有機溶剤である）の視神経への毒性は有名であるが，市販のシンナー等有機溶剤には，メタノールを含んでいるものもある。100％，トルエンだけを吸引している有機溶剤依存者は希である。トルエンが入手できないときには，入手できる有機溶剤を吸引するのが一般的である。

その結果，物がぼやけて見えたり（霧視），だぶって見えたり（複視），あるいは視力低下したりする（乱用開始数カ月後に1.5あった視力が0.1に低下した症例が報告されている[18]）ことがある。20例を調べた石川[15]によれば，視力低下（7例），視神経萎縮（7例），周辺視野狭窄（2名），中心暗点（6

表4 有機溶剤乱用者の脳波所見

報告者	対象	正常(%)	境界(%)	異常(%)	特徴的所見
新井ら[3] (1970年)	医療期間受診ケース33例（14〜21歳）	42.4	30.3	27.3	基礎律動の徐波化，θ波の混入，速派の混入
竹山ら[33] (1971年)	医療機関受診ケース92例 （吸引数回のみの経験者は除外）	55.4	8.7	35.9	徐波，発作性徐波，速波，鋭波等様々
原田ら[13] (1972年)	家庭裁判所を経由した者81例 平均年齢16.4歳	28.4	21.0	50.6	徐波の混入（51.9％）低電位化（28.4％）
寺岡ら[37] (1974年)	主に家庭裁判所に係属した75例，平均年齢16.3歳	25.3	21.3	53.4	徐波の混入（54.7％）低電位化（30.7％）

正常者（21歳女性）

有機溶剤依存者（21歳女性）

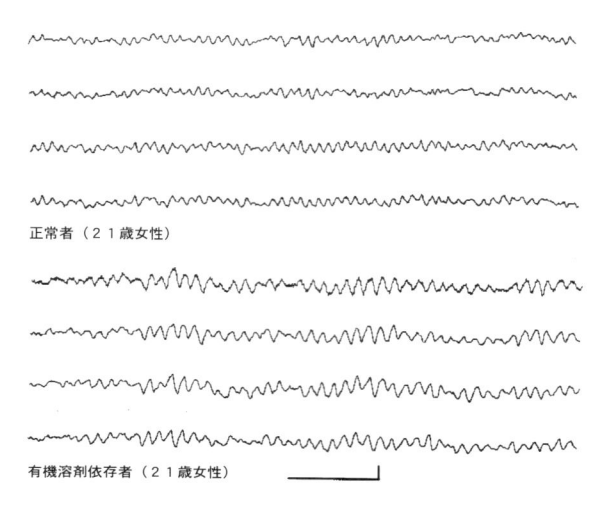

写真4　非吸引時，安静閉眼時の脳波
有機溶剤依存者では，正常対照者に比べて，基礎律動の徐波化が著明である。

例）が認められ，暗室における瞳孔が6mm以上を示す者が多いという特徴が認められたという。

　この視力障害は次の多発神経炎とともに，今日でも見られる有機溶剤長期慢性乱用による数少ない重篤な身体症状である。
　一般的には有機溶剤の吸入中止と適切な治療により数カ月から1年でほぼ回復するが，重いものでは何らかの視力障害が残ることもある。
　写真5は，有機溶剤依存者の眼底写真と正常対照者の眼底写真との比較である。
（ヘ）多発神経炎
　これは主にノルマルヘキサンによって引き起こされる症状であるが，ボンドにはノルマルヘキサン含有量が多いために，ボンドを中心とした長期慢性乱用者に時に見られる。
　食欲不振，るいそうから始まり，「足が重い」「スリッパが脱げやすい」などの下肢の知覚麻痺が現れ，以後上肢にも知覚麻痺が出現し，四肢の筋力も

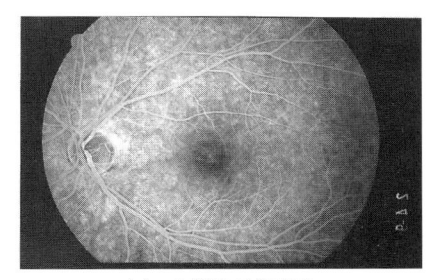

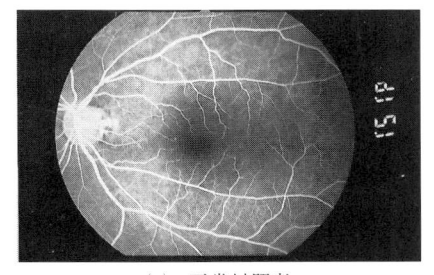

(a) 有機溶剤依存者　　　　　(b) 正常対照者

写真5　蛍光眼底写真

有機溶剤依存者(a)では，正常対照者に比べて，眼底全体に斑紋状の明るい異常な蛍光を認め，網膜に変化が起きていることがわかる。(北里大学眼科　池田　潔先生提供)

低下し，重篤な例では箸も持てず，起立・歩行不能状態にまで陥ることのある[19,31]障害である。

この障害は有機溶剤吸入中止後も2～3カ月間は徐々に進行し，最増悪期を迎えてから徐々に回復に向かうという重篤なものである。その際，平衡感覚の異常・共同運動の失調等小脳性失調を合併していることが多い。

回復には半年から1年はかかる。

(ト) その他

その他，34例の心電図による律動異常（4例），伝導障害（9例）を中心に，心臓の調律，刺激伝導系に異常を認めた報告[28]，28例中21例に尿蛋白の陽性所見，15例中14例に血尿を認めたという報告[17]，腎盂腎炎を呈したという1例報告[38]などがある。

一般に，肝機能障害がよく言われるが，これらの多くは，吸引中止1週間後には自然回復するものがほとんどであり，それ以降も検査上の異常が継続する例では，C型肝炎を疑うべきである。理由は定かではないが，有機溶剤依存者には，C型肝炎罹患者が多い[47]。

2) 精神的障害

有機溶剤乱用の最も恐ろしい障害は，慢性反復吸引による精神的障害（特

に人格変化）である。急性中毒障害が「生命における死の危険」と言えるなら，精神面での慢性中毒症状は「社会生活における死の危険」と言っても過言ではない。

　図2は有機溶剤乱用の結果，精神科を受診した138人について，初診時それぞれの症状が何％の患者に認められ（来院時症状存在率），治療後それらの症状が何％の患者に残っていたか（最終診断時症状残存率）を示したものである。

　（イ）無動機症候群

　図2に示す結果から，集中力・判断力が低下し，無気力でぼんやりし，不安感に満ち，それでいて焦燥感が強く落ち着きがなく，易刺激的で易怒的な人格が浮かび上がってくる。治療によって，易刺激性や易怒性などはそれなりに回復するようだが，無気力・集中力低下・判断力低下・無為などの無動機症候群は相変わらず高率に残る。このような人格は，図1で言えば，人間らしさの象徴である「理性」「思考」などを司る大脳新皮質の欠落と言いたくなる。この症候群は，有機溶剤乱用初期から確実に進行していく症状で，反復吸引すればするほど進行していくと考えられる。しかも，現代のいかなる治療技術を用いても，治りが悪い。

　このような人格になってしまうと，何事にも関心が持てず，何もせずぼんやりとした生活を送るか，あるいは軽佻浮薄な人間になってしまう。不登校・怠学をはじめ，職についても長続きせず，いずれにしても生産的社会生活を送ることは難しくなる。まさに「社会生活における死の危険」と言える。

　（ロ）幻覚・妄想状態

　有機溶剤の慢性反復吸引の結果として，知覚の異常が固定化し，有機溶剤を吸引していなくても，知覚の異常が存在し続ける状態となることがある。しかも，本人にとっては好ましい体験ではなく，「皆が自分をばかにしている」（被害妄想），「あれは自分の事を言っているのだ」（関係妄想），「大変な事が起こりそうな気配がする。街の様子もいつもと違う」（妄想気分）など，恐怖となる体験である。

(%) | (%)

来院時症状存在率

- 70 — 集中力低下
- 65 — 不眠
- 60 — 倦怠感，判断力低下／無気力，焦燥感
- 50 — 落ち着きのなさ，不安感／易刺激的，易怒的，茫乎感
- 40 — 物忘れ，無為，小心・緊張
- 35 — 抑制欠如，不関的態度
- 30 — 抑うつ感
- 25 — 幻聴，恐怖心
- 20 — 被害妄想，妄想気分，幻視
- 15 — 関係妄想

最終診断時症状残存率

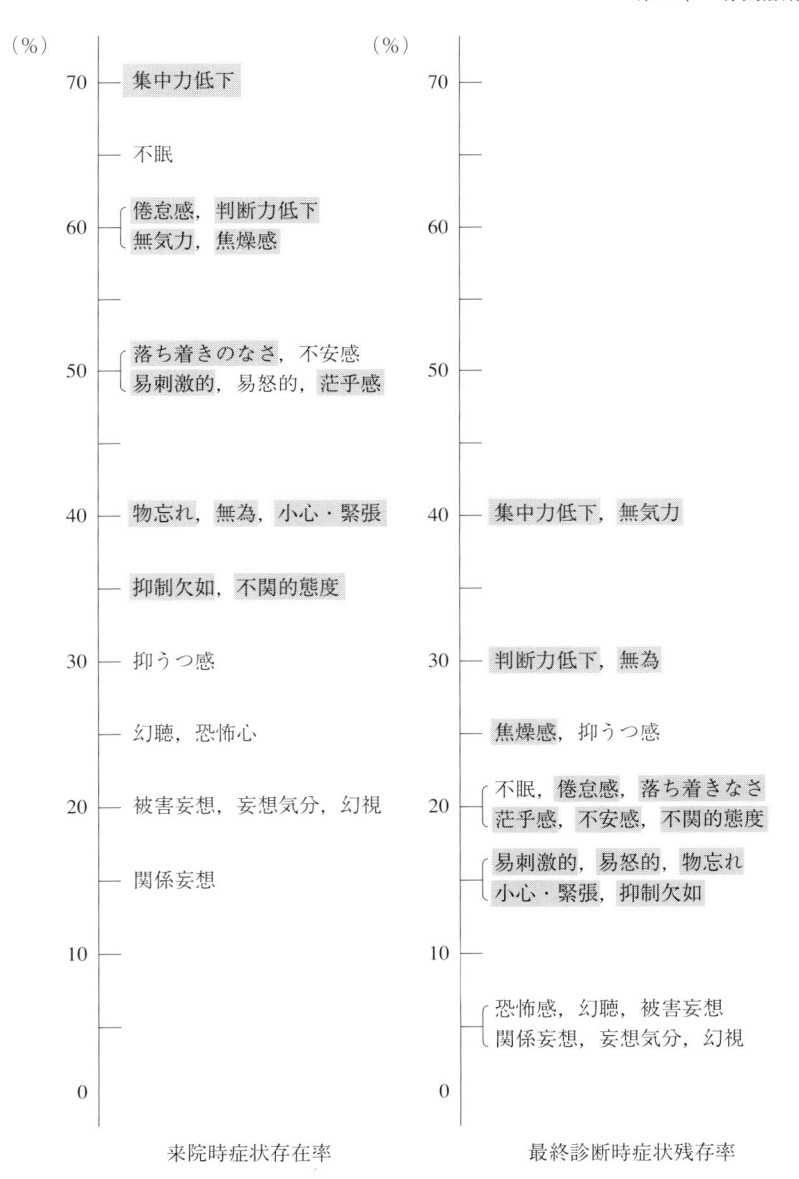

- 40 — 集中力低下，無気力
- 30 — 判断力低下，無為
- 25 — 焦燥感，抑うつ感
- 20 — 不眠，倦怠感，落ち着きなさ／茫乎感，不安感，不関的態度
- 15 — 易刺激的，易怒的，物忘れ／小心・緊張，抑制欠如
- 5 — 恐怖感，幻聴，被害妄想／関係妄想，妄想気分，幻視

図2 有機溶剤関連精神障害の精神症状（福井ら[11]を改変）
　　網掛けの症状は，無動機症候群の構成要素である。

これらは，図2に示すように，頻度的には高いとは言えない面もあるが，この幻覚・妄想は精神分裂病の際に認められる幻覚・妄想と区別することが困難なことが多い。

(ハ) 精神病状態の再燃現象

有機溶剤吸入による異常体験（幻覚・妄想を主とした）を体験したことのある人で，ほぼ正常な状態に回復していたにもかかわらず，非特異的刺激（心的ストレス，睡眠不足，身体的過労など）によって，以前に体験した症状と似た異常体験が一過性に再現することがある（フラッシュバック，自然再燃）。また，飲酒などの有機溶剤以外の薬物の使用や，たった1回の有機溶剤の再使用によって，かつて有機溶剤によって生じた異常体験と酷似した異常体験が再出現することもある（再燃のし易さ）。

これらの現象は，まことに不幸な事態であり，有機溶剤の反復吸引と異常体験の繰り返しによって，一度体験した異常体験は，脳に刻み込まれており，いつでも再燃され得る可能性があるということである。

犯罪白書によれば，乱用者の70～80％が発達過程にある未成年者であるだけに事態は一層深刻である。

4. 精神分裂病との異同

覚せい剤精神病患者の中には，精神分裂病と症状的に判別が困難な一群がいる。同様のことは，有機溶剤精神病でも言える。特に，有機溶剤精神病の好発年齢は，有機溶剤乱用の好発年齢との関係で，10歳代後半から20歳代初め頃に集中しているため，精神分裂病の好発年齢と重なっており，その鑑別に困難を来すことがある。

そこで，有機溶剤を吸引して精神および行動の障害を来した41症例（「有機溶剤精神病」群）と有機溶剤吸引歴をもたない精神分裂病47例とを比較した筆者らのパイロット・スタディー[43]の結果を紹介することによって，有機溶剤精神病と精神分裂病との異同について論じたい。

表5は入院時にそれぞれの精神症状が何％の患者に認められたか（入院時

表5　入院時症状存在率

「有機溶剤精神病」群（41人）	「精神分裂病」群（47人）

A級症状（75％以上の症例で認められた症状）

		81％	判断力の低下
76％	判断力の低下	79％	集中力の低下

B級症状（50％以上75％未満の症例で認められた症状）

71％	集中力の低下	74％	不安感
		66％	易刺激性・易興奮性
		64％	落ち着きのなさ，言語性幻聴
		62％	感情の平板化
59％	易刺激・易興奮性	58％	被害妄想
56％	抑うつ気分	55％	関係妄想
54％	酩酊，無為	53％	無関心・感情鈍麻，焦燥感

C級症状（20％以上50％未満の症例で認められた症状）

49％	意識混濁，発揚，落ち着きのなさ 言語性幻聴	49％	無為
46％	焦燥感，気分変動，誇大妄想	47％	情性欠如，滅裂思考
		45％	精神運動興奮，妄想気分
44％	不安感，記銘力障害，茫乎感		
41％	妄想気分，もうろう状態 無気力		
39％	多幸，無関心・感情鈍麻	38％	気分変動，現実感消失
37％	感情の平板化，意識狭縮， せん妄，健忘	36％	批判的幻聴
34％	快感消失，関係妄想，失見当識	34％	無気力，恐怖感，妄想着想， 妄想知覚，注察妄想
32％	現実感消失，妄想着想，被害妄想 抑制欠如，情性欠如	32％	茫乎感，させられ体験，多動
29％	情景的幻視，不関の態度	30％	抑うつ気分，抑制欠如
27％	妄想知覚，要素性幻聴，多動	26％	拒絶症，対話性幻聴 思考途絶，考想察知，快感消失
24％	対話性幻聴，恐怖感	24％	考想伝播，身体的被影響体験
22％	滅裂思考		追跡妄想

アンダーラインのある症状はシュナイダーの一級症状。

症状存在率）を示している。シュナイダーの一級症状は精神分裂病を強く疑わせる症状として重要であるが，有機溶剤精神病の患者でも妄想知覚（27％），対話性幻聴（24％）が認められている。しかも，この一級症状は精神分裂病においても決して高率とは言えない。表5を見る限りでは，有機溶剤精神病と精神分裂病とでは症状上の異同は容易ではないことがわかる。

しかし，臨床医という者は患者を経時的に診ているわけで，その経過の中で，有機溶剤精神病と精神分裂病との違いを感じ取っていると思われる。

そこで，各症状について，症状の存在率とその時間的変遷（4週間にわたって）を主成分分析（Varimax回転）という手法で分析すると，それぞれ表6，表7のようになった。

つまり，有機溶剤精神病群の症状構造は7つの因子で全体の75％が規定されており，その因子とは，順に「不関」「酩酊」「情動」「妄想」「幻覚」「脱抑制」「記憶」因子と名付けることができる。一方，精神分裂病群では，その症状構造は6つの因子から成り立っており，順に「思考形式」「情動」「不関」「妄想」「幻覚」「不安」因子と解釈できる。しかも，精神分裂病群では，「思考形式」因子が第1因子として，症状全体の25％を規定しており，その中身は，ほとんどがシュナイダーの一級症状であるのに対して，有機溶剤精神病では，「不関」因子（無動機症候群を想定させる）が第1因子となったことは，精神分裂病，有機溶剤精神病についての従来からの指摘を支持しており，興味深い。

以上のように，有機溶剤精神病と精神分裂病の症状は横断的には判別が困難ではあるが，時間軸の中での変化を見ると，どうやら両者には違いがありそうなことが示唆されるのである。

5．治療について

有機溶剤に限らず，依存性薬物による精神および行動の障害患者を治療する際，まず重要なことは，惹起された精神病状態の治療と依存そのものの治療とを分けて考えることであろう。これを混同すると，「全くしょうがない。

表6 「有機溶精神病」群の症状構造（主成分分析．Varimax 回転）

	第1因子	第2因子	第3因子	第4因子	第5因子	第6因子	第7因子
	不関	酩酊	情動	妄想	幻覚	脱抑制	記憶
感情の平板化	.88822						
情性欠如	.86312						
無関心・感情鈍麻	.82652						
無関的態度	.82341						
無為	.81996						
無気力	.74821						
茫乎感	.68395						
快感消失	.67125						
妄想着想	.66051						
妄想気分	.60720						
集中力の低下	.60246						
現実感消失	.55519						
抑うつ気分	.55515						
判断力の低下	.55002						
意識混濁		.88219					
せん妄		.88085					
意識狭縮		.87127					
もうろう状態		.78138					
酩酊		.68716					
失見当識		.68388					
多幸		.41258					
焦燥感			.82428				
易刺激性・易興奮性			.79415				
気分変動			.75961				
落ち着きのなさ			.72357				
不安感			.62276				
多動			.54096				
抑制欠如			.52548				
関係妄想				.76806			
恐怖感・恐怖症				.74757			
妄想知覚				.72675			
被害妄想				.59995			
要素性幻聴					.82515		
言語性幻聴					.78046		
会話性幻聴					.77890		
情景的幻視					.50785		
滅裂思考・散乱						.83029	
誇大妄想						.72323	
多幸						.62838	
発揚						.52495	
健忘							.82026
記銘力障害							.43554
寄与率	30.9%	14.1%	8.8%	7.0%	6.1%	4.6%	3.8%
累積	30.9%	45.0%	53.9%	60.9%	67.0%	71.6%	75.4%

アンダーラインのある症状はシュナイダーの一級症状。

表7 「精神分裂病」群の症状構造（主成分分析．Varimax 回転）

	第1因子	第2因子	第3因子	第4因子	第5因子	第6因子
	思考形式	情動	不関	妄想	幻覚	不安
考想察知	.87249					
思考干渉	.87011					
考想伝播	.85333					
身体的被影響体験	.65304					
考想化声	.64647					
させられ体験	.63578					
妄想知覚	.51533					
気分変動		.74333				
集中力の低下		.69996				
易刺激性・易興奮性		.69618				
多動		.68400				
焦燥感		.67372				
判断力の低下		.64935				
落ち着きのなさ		.60299				
精神運動興奮		.54494				
抑制欠如		.43820				
思考途絶		.43112				
感情の平板化			.78109			
無関心・感情鈍麻			.75592			
無為			.70454			
無気力			.69955			
快感消失			.63343			
情性欠如			.61909			
茫乎感			.57080			
注察妄想				.71743		
妄想気分				.63490		
恐怖感・恐怖症				.63316		
関係妄想				.62003		
追跡妄想				.60972		
被毒妄想				.56695		
被害妄想				.54737		
妄想着想				.54279		
拒絶症					.72527	
会話性幻聴					.61144	
批判力幻聴					.65396	
滅裂思考・散乱					.58062	
言語性幻聴					.54903	
罪業妄想						.79237
抑うつ気分						.68729
不安感						.42282
寄与率	25.2%	10.5%	8.4%	7.8%	5.7%	5.3%
累積	25.2%	35.7%	44.1%	51.9%	57.6%	62.9%

アンダーラインのある症状はシュナイダーの一級症状。

またやっちゃって」「いつまで経っても治らない！」ということになる。この混乱は世間一般に見られるものであり，精神病状態が治っても，依存は残っているという事実を治療者側自身が自覚するとともに，その事実を患者，家族及び関係者に理解してもらう必要がある。1人の患者をめぐって，現在のターゲットは精神病状態なのか，依存なのかを明確化せよということである。

　幻覚妄想状態を主とする狭義の精神病状態を治療するには，何も有機溶剤精神病に特異的な治療法を要するわけではないし，そのようなものは現状では存在しない。しかし，患者本人を含めて，関係者に精神病状態と依存の違いを納得してもらうことは，治療の進行上，極めて治療的であると考えている。

Ⅲ．なぜ有機溶剤を乱用するのか？

1．交友関係の重要さ

　有機溶剤の乱用が始まったのは1967年頃からであり，実に20年以上たった今日でも，青少年の間では最大の薬物問題であるのは，驚くべき事態である。それは，入手が容易なためでもあろうが，有機溶剤には，前述したように，「夢」を見させてくれる急性効果があるせいであろう。その夢見たさに，「シンナー遊び」を繰り返すのだろうが，そもそも，どうしてそんなに「夢」を見たがるのであろうか？

　表8は，「シンナー遊び」の結果，精神障害を来して精神病院を受診した138人の，「シンナー遊び」開始年齢の分布である[10]。

　「シンナー遊び」の開始年齢は，14～16歳に集中しており（全体の61％），全体では，15歳以下で始めた者が55％，16歳以下で始めた者が

表8　「シンナー遊び」開始年齢[10]

年齢	N＝138
11歳	1.4
12歳	4.3
13歳	8.7
14歳	18.8
15歳	21.8
16歳	20.4
17歳	10.1
18歳	9.4
19歳	0.7
20歳以上	2.2
無回答	2.2

（％）

75.4％にものぼる。つまり，中学2年生から高校1年生の時期に集中しているということである。

表9，表10は，同種の354人を対象に，「シンナー遊び」の開始理由を調べた調査[40,41,42]の結果である。動機としては，「刺激を求めて」「快感を求めて」「ストレス解消」「やけになって」が多く（表9），「誘われて」始めた者が75％にものぼっている（表10）。

そもそも，「シンナー遊び」と言えば，非行という言葉が対になるほど，その結びつきは強いように思われてきた。図3は，前述の354人を対象とした調査の結果であるが，有機溶剤の乱用開始前後での交友関係の変化を示している。確かに「シンナー遊び」を始める前から，すでに非行グループと何らかの関係を持っていた者が59％おり，非行との結びつきが窺われる。しかし，これは，考えようによっては，高々60％とも言える。むしろ問題は，薬物乱用者との関係であり，約70％の者が，乱用開始前より乱用者と何らかの関係を持っていたという結果が重要である。

しかも，「シンナー遊び」を始めることによって，暴力団等と関係を持つ者が有意に増え，その結果として，逮捕・補導歴を持つ者が激増しているのである。

これらの結果は，「シンナー遊び」を始めるきっかけ及び結果として，交友関係が大きな意味を持っていることを示している。

表9 「シンナー遊び」を始めた理由（開始目的より）
[40,41,42]

使用動機	N＝354
刺激を求めて	57.3
快感を求めて	29.4
ストレス解消	19.8
やけになって	18.9
不安除去	9.3
その他	11.9
不明	15.3

（％）

表10 「シンナー遊び」を始めた理由（勧誘形態より）
[40,41,42]

使用動機	N＝354
誘われて	74.6
自発的に	27.4
強制されて	2.1
その他	2.8
不明	9.9

（％）

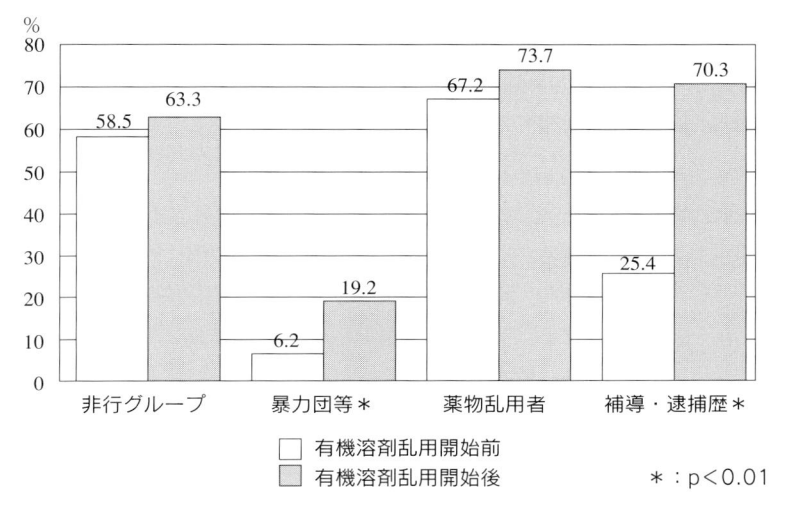

図3　「シンナー遊び」を始める前と後での変化 [40, 41]

2. 家族の絆の大切さ

　後者の調査[40,41,42]では，家族のあり方についても調べている。図4は，医師から見て，親の扶養態度のどのようなところが問題視されるかを調べたものである。男性扶養者，女性扶養者ともに，「放任」「指導力欠如」が目立つ一方で，その対局とも言える態度——男性扶養者では「威圧的」，女性扶養者では「溺愛」「過干渉」——が目立つという特徴がある。

　つまり，父母ともに共通して「放任」「指導力欠如」を主軸として，同時に，一貫性に欠け，さらに，父母間でのちぐはぐが目立つのである。

　以前から，「シンナー遊び」をする者は単親家庭の者が多く[16]，15歳以前に親と別離を体験した者は，「シンナー遊び」のハイリスク・グループである[21]と経験的に言われてきた。354人を調べた先の研究[40,41,42]によれば，男子の18.1％，女子の36.2％，全体では21.5％の者が，15歳以前に実父と離

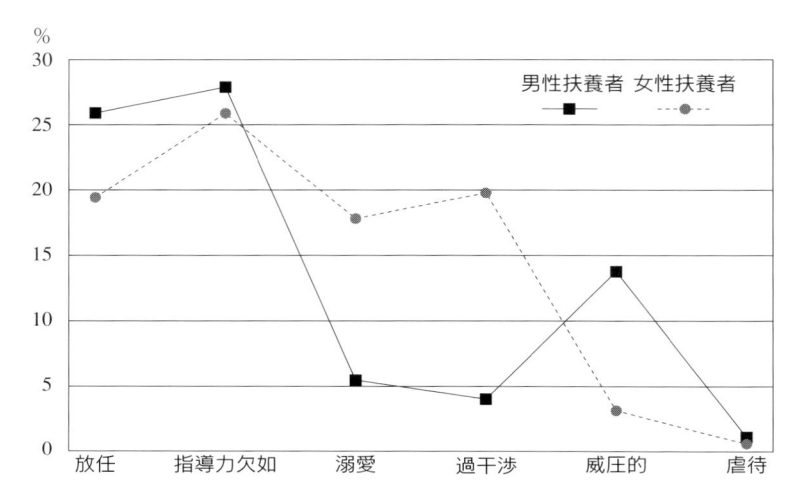

図4 「シンナー遊び」による精神障害患者の扶養者の扶養態度 [41)40)42)]

別していた。しかも，15歳以前に実父と離別したケースでは，それ以外の
ケースに比べて，有機溶剤の開始年齢が有意に早かった（表11）。

ただし，本人が20歳になる前に単親家庭となったケースは全体の約30％
であり，残り70％は両親ともにそろった家庭であったことを見逃してはい
けない。

3．日常生活の大切さ

以上のデータは，「シンナー遊び」の結果，精神障害を来して精神病院を
受診した者たちについてものであり，「シンナー遊び」経験者の中では氷山
の一角に過ぎない。

そこで参考になるのが，全国の中学生71,928人について調べた調査の結果
である[50)]。

図5は，「シンナー遊び」の経験の有無で，起床時間の規則性を比較した
ものである。男女ともに「シンナー遊び」経験者では，起床時間の規則性が
明らかに乱れている者が多いことがわかる。

図6は朝食摂取率を示したものだが,「シンナー遊び」経験者では朝食をほとんど食べない者が明らかに多いことがわかる。

図7は学校生活についての気持ちを示したものだが,「シンナー遊び」経験者では,「楽しくない」と答えた者が明らかに多い。

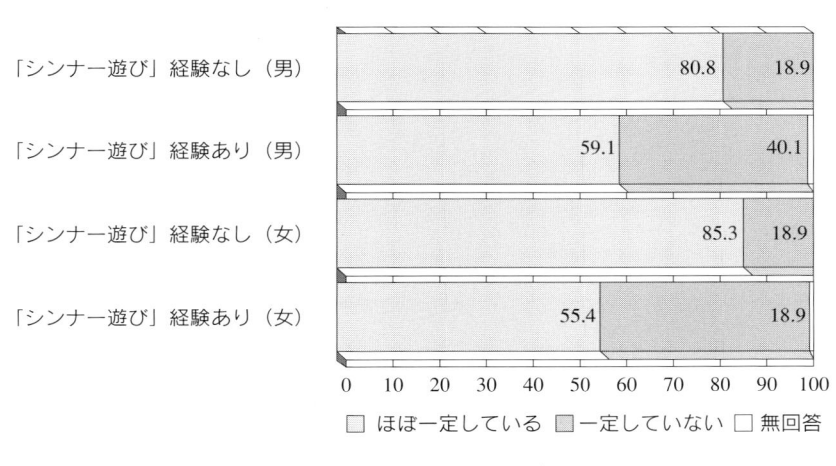

	ほぼ一定している	一定していない	無回答
「シンナー遊び」経験なし（男）	80.8	18.9	
「シンナー遊び」経験あり（男）	59.1	40.1	
「シンナー遊び」経験なし（女）	85.3	18.9	
「シンナー遊び」経験あり（女）	55.4	18.9	

図5 起床時間の規則性 [50]

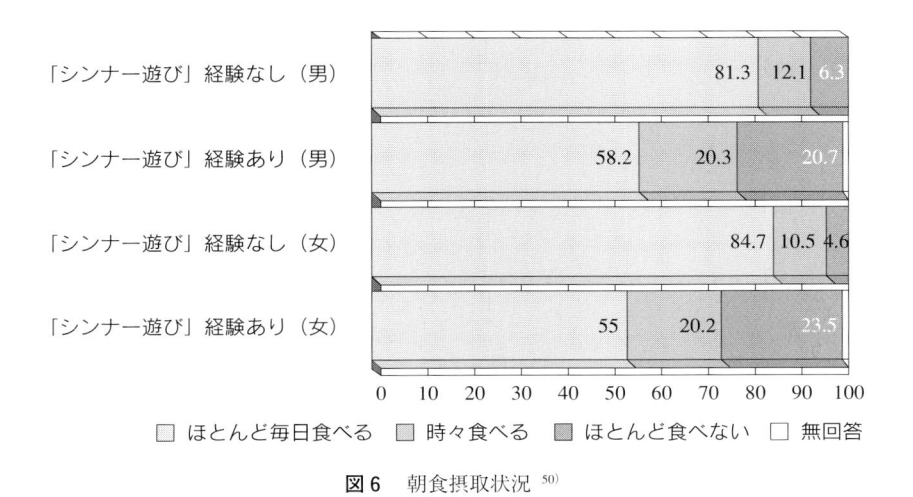

	ほとんど毎日食べる	時々食べる	ほとんど食べない	無回答
「シンナー遊び」経験なし（男）	81.3	12.1	6.3	
「シンナー遊び」経験あり（男）	58.2	20.3	20.7	
「シンナー遊び」経験なし（女）	84.7	10.5	4.6	
「シンナー遊び」経験あり（女）	55	20.2	23.5	

図6 朝食摂取状況 [50]

表11 親との離別年齢と有機溶剤

	全体			
	人	調査時の本人の 平均年齢±SD	初回使用 平均年齢±SD	人
父親との離別年齢				
16歳未満	66	20.1±5.2	14.7±1.6	45
16〜19歳	18	22.9±4.9	15.8±1.5	17
20歳以降	10	30.2±5.9	17.0±1.3	10
離別なし	213	22.3±6.0	15.7±2.6	177
全体	305	22.1±6.0	15.5±2.4	249
one-way ANOVA		p=0.000 (F=9.191)	p=0.003 (F=4.698)	
母親との離別年齢				
16歳未満	35	22.5±5.2	15.3±2.0	32
16〜19歳	4	20.0±4.8	16.3±1.3	2
20歳以降	5	29.4±4.3	17.2±3.1	5
離別なし	271	22.0±6.2	15.4±2.4	216
全体	315	22.2±6.1	15.5±2.3	255
one-way ANOVA		p=0.050 (F=2.630)	p=0.306 (F=1.210)	

（父親との離別年齢 調査時本人平均年齢の比較：16歳未満と16〜19歳間 p=0.075、16歳未満と20歳以降 **、16歳未満と離別なし **、16〜19歳と20歳以降 *。初回使用平均年齢：16歳未満と20歳以降 *、20歳以降と離別なし *）

＊＊：p<0.01, ＊：p<0.05 （Scheffeの基準による）
ここでの「離別」は，死別も含む。

初回開始年齢との関係[41),42)]

男性患者			女性患者	
調査時の本人の 平均年齢±SD	初回使用 平均年齢±SD	人	調査時の本人の 平均年齢±SD	初回使用 平均年齢±SD
21.5± 5.4	14.8±1.7	21	17.2±2.8	14.3±1.3
22.5± 4.8	15.9±1.5	1	29.0	15.0
30.2± 5.9	17.0±1.3	0		
23.4± 5.9	15.8±2.7	36	17.1±3.2	15.0±1.5
23.2± 5.9	15.7±2.5	57	17.4±3.4	14.7±1.4
p=0.000(F=6.336)	p=0.038(F=2.850)		p=0.006(F=4.562)	p=0.372(F=1.064)
23.0± 5.0	15.3±2.0	3	17.3±2.9	15.0±1.6
23.5± 4.5	16.5±1.5	2	16.5±1.5	16.0±1.0
29.4± 4.3	17.2±3.1	0		
23.3± 6.1	15.6±2.4	55	17.1±3.4	14.8±1.4
23.4± 6.0	15.6±2.4	60	17.1±3.3	14.8±1.4
p=0.156(F=1.758)	p=0.400(F=0.986)		p=0.994(F=0.026)	p=0.700(F=0.476)

(男性患者: ** between rows 1-3, * between rows 2-3, ** between rows 3-4; 女性患者: * between rows 1-2, ** between rows 2-4)

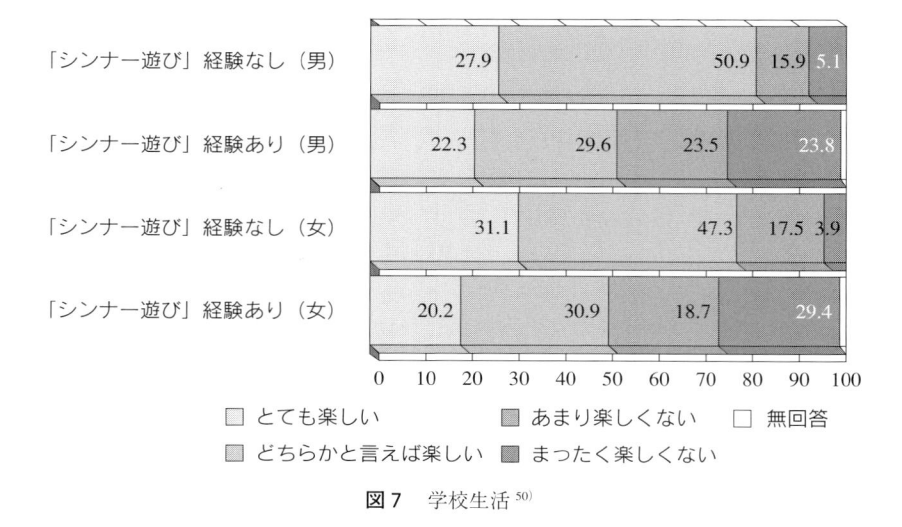

「シンナー遊び」経験なし（男）	27.9	50.9	15.9	5.1
「シンナー遊び」経験あり（男）	22.3	29.6	23.5	23.8
「シンナー遊び」経験なし（女）	31.1	47.3	17.5	3.9
「シンナー遊び」経験あり（女）	20.2	30.9	18.7	29.4

□ とても楽しい　■ あまり楽しくない　□ 無回答
■ どちらかと言えば楽しい　■ まったく楽しくない

図7　学校生活[50]

さて，家庭生活はどうか？　図8は，「あなたの家庭はうまくいっていると思いますか？」という質問に対する回答である。「シンナー遊び」経験者で「うまくいっていない」と答えた者が多いことが明らかである。

家庭生活・家族の評価は，なかなか難しい。それぞれの家庭にはそれぞれの事情があり，それがなかなか子どもには理解してもらえない面もある。ただし，家族全員での夕食頻度（図9）や，子どもだけで過ごす時間（図10）を尋ねてみると，「シンナー遊び」経験者では，家族全員で共有する時間が明らかに少ないことが推定できる。

一方，第三者からすると，「シンナー遊び」を行う者は，仲間どうし，それなりに楽しくやっているのではないかと思いがちだが，そうとも言えない面がある。図11は「親しく遊べる友人がいますか？」という質問に対する回答だが，「いない」と答えた者は「シンナー遊び」経験者の方に多いという結果であった。

また，図12は，「『シンナー遊び』をしている人をどう思いますか？」と尋ねた時の回答であるが，「シンナー遊び」経験者で「気持ちが理解できる気がする」と答えた者が，非常に多かった。

第Ⅲ章　有機溶剤　69

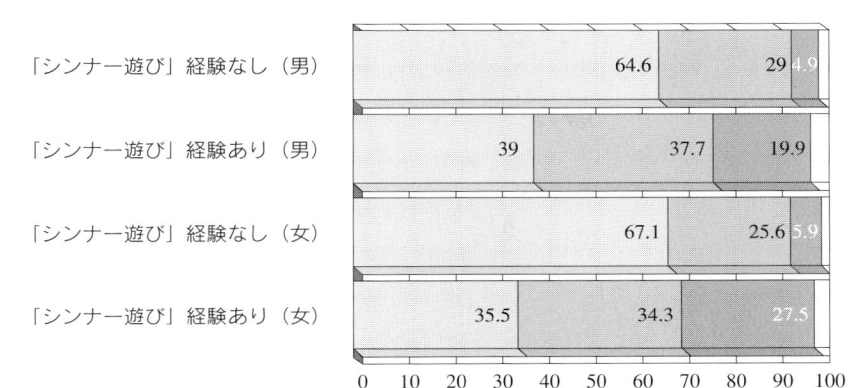

	うまくいっている	どちらとも言えない	うまくいっていない	無回答
「シンナー遊び」経験なし（男）	64.6	29	4.9	
「シンナー遊び」経験あり（男）	39	37.7	19.9	
「シンナー遊び」経験なし（女）	67.1	25.6	5.9	
「シンナー遊び」経験あり（女）	35.5	34.3	27.5	

図8　家庭生活 [50]

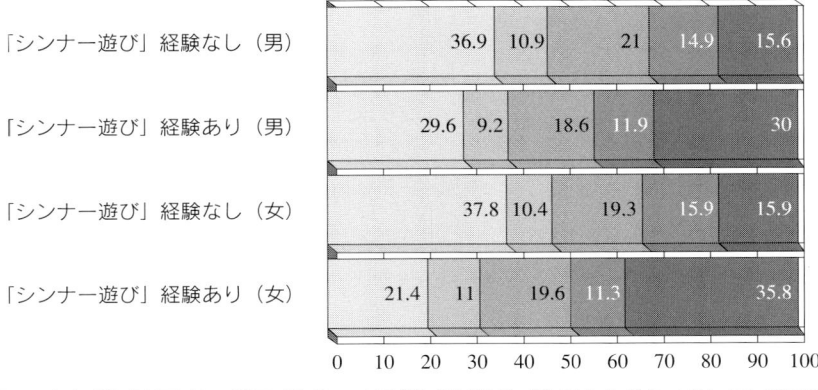

	ほとんど毎日	5～6回	3～4回	2回前後	ほとんど食べない	無回答
「シンナー遊び」経験なし（男）	36.9	10.9	21	14.9	15.6	
「シンナー遊び」経験あり（男）	29.6	9.2	18.6	11.9	30	
「シンナー遊び」経験なし（女）	37.8	10.4	19.3	15.9	15.9	
「シンナー遊び」経験あり（女）	21.4	11	19.6	11.3	35.8	

図9　家族全員での夕食頻度（週当たり）[50]

　筆者は，この「理解できる気がする」という，その気持ちを理解することが，大人にとっての鍵であろうと考えている．
　この全国中学生調査の結果は，「シンナー遊び」を1回でも経験した者には，原因か結果かははっきりしないが，①日常生活の規則性が乱れている者が多い，②学校への適応も良くない者が多い，③そもそもの家庭生活でも，

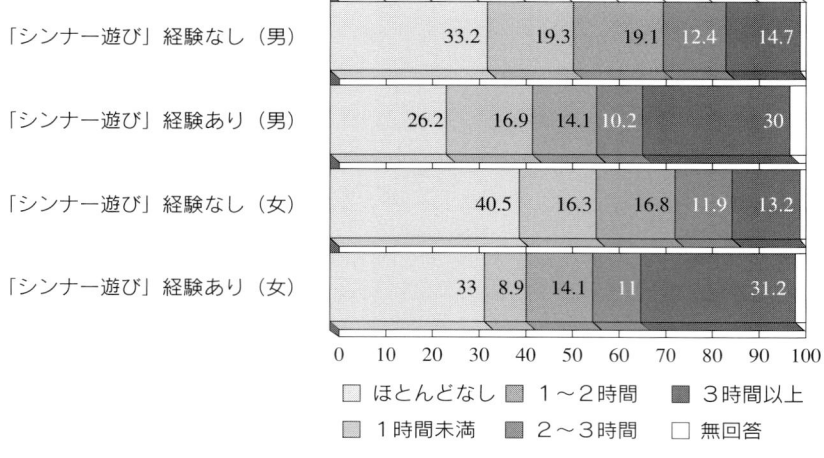

図10 子どもだけで過ごす時間（1日当たり）[50]

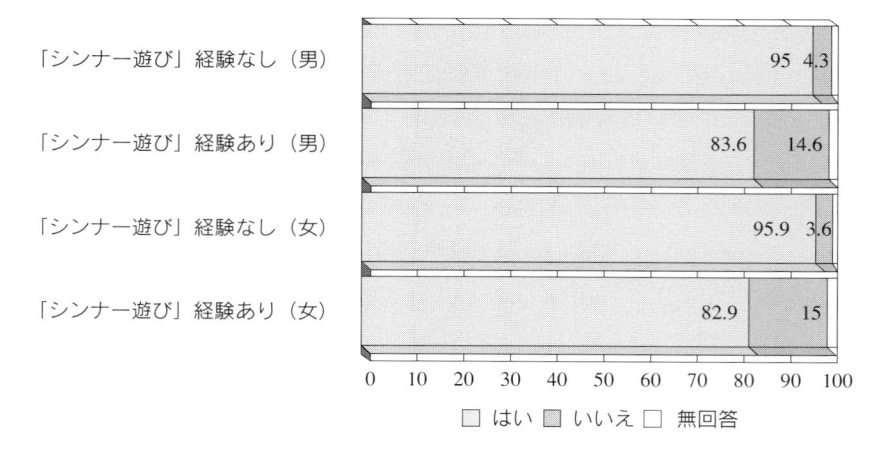

	ほとんどなし	1時間未満	1〜2時間	2〜3時間	3時間以上	無回答
「シンナー遊び」経験なし（男）	33.2	19.3	19.1	12.4	14.7	
「シンナー遊び」経験あり（男）	26.2	16.9	14.1	10.2	30	
「シンナー遊び」経験なし（女）	40.5	16.3	16.8	11.9	13.2	
「シンナー遊び」経験あり（女）	33	8.9	14.1	11	31.2	

図11 親しく遊べる友人の有無 [50]

	はい	いいえ	無回答
「シンナー遊び」経験なし（男）	95	4.3	
「シンナー遊び」経験あり（男）	83.6	14.6	
「シンナー遊び」経験なし（女）	95.9	3.6	
「シンナー遊び」経験あり（女）	82.9	15	

親子の共有時間が少ない，④結果として，家庭はうまくいっていないと考えている者が多い，⑤親しい遊び友達のいない者も相対的に多い，という結果を示している。

筆者は，「シンナー遊び」をする中学生には，居場所のない子どもが多い

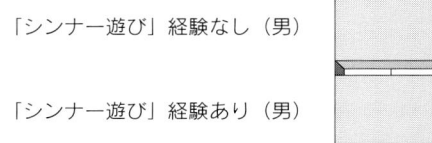

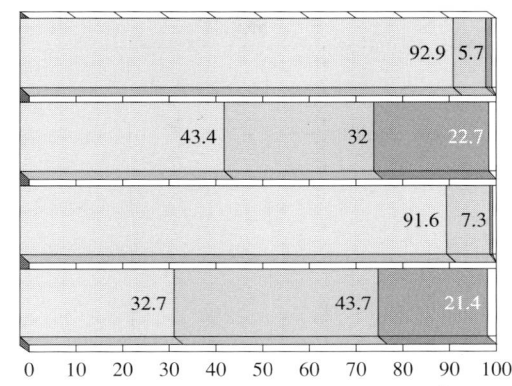

「シンナー遊び」経験なし（男）		92.9	5.7
「シンナー遊び」経験あり（男）	43.4	32	22.7
「シンナー遊び」経験なし（女）		91.6	7.3
「シンナー遊び」経験あり（女）	32.7	43.7	21.4

□ 無関係　▨ 気持ちが理解できる　▣ 親しみを感じる　□ 無回答

図12　「シンナー遊び」をしている者に対する気持ち [50]

と考えている。そのような子どもは繁華街に行き，似たような気持ちを抱いている仲間と接触する。図13は，総務庁による中高校生調査の一部[46]だが，ふだんよく行くところを示している。「シンナー遊び」に誘われたことのある中高校生は，そうでない者に比べて，「ゲームセンター」「カラオケ」「ファーストフード店」「コンビニエンスストアー」「ファミリーレストラン」「喫茶店」に明らかに頻回に行っている。

　似たような気持ちを抱いている仲間（その象徴が「非行グループ」）は彼らを受け入れてくれる。彼らも仲間に入れてもらえることによって，居場所を見つけたと感じる。そして，そこでグループの一員となれた自分に一種の安堵を感じる。しかし，「非行グループ」には「シンナー遊び」が付き物であり，彼らは自然な成り行きとして「シンナー遊び」をおぼえる。筆者には，彼らがそもそも求めていたものは，「シンナー遊び」ではなく，受容感と帰属感だと思えるのである。それらこそが，彼らが見たかった「夢」に思えてならない。

　大人にとって大切なのは，子どもだけを叱ったところで，家族全員での夕食頻度は決して増えないということを自覚することであろう。「理解できる気がする」という気持ちを理解してやることが，叱る際にも重要のように思う。

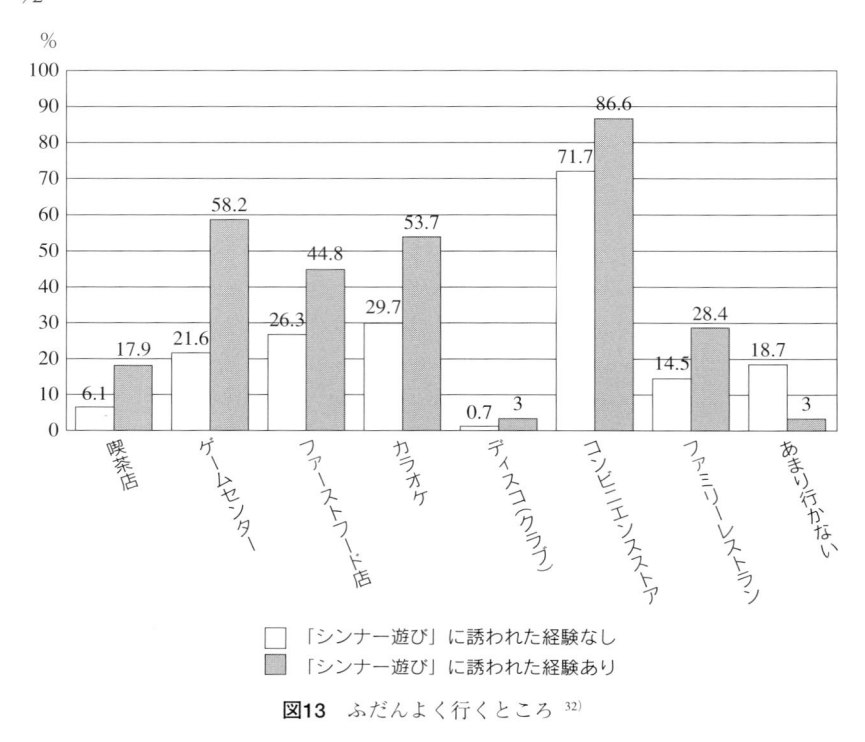

図13 ふだんよく行くところ [32]

グラフ凡例:
- □ 「シンナー遊び」に誘われた経験なし
- ■ 「シンナー遊び」に誘われた経験あり

場所	経験なし	経験あり
喫茶店	6.1	17.9
ゲームセンター	21.6	58.2
ファーストフード店	26.3	44.8
カラオケ	29.7	53.7
ディスコ(クラブ)	0.7	3
コンビニエンスストア	71.7	86.6
ファミリーレストラン	14.5	28.4
あまり行かない	18.7	3

Ⅳ．乱用薬物には順番がある

　一般に，乱用される薬物には，乱用される順番があるという考えがある[48]。それをstepping-stone hypothesis（踏み石仮説）と言う。これは，乱用薬物といっても，薬物ごとに心理的なランキングがあり，それぞれの薬物の乱用の間には，それぞれの垣根があることを意味している。

　飲酒，喫煙，「シンナー遊び」は，すべて，未成年者には法によって禁じられている。表12は，千葉県の中学生5,420人について調べた結果であるが[45]，飲酒に関しては，「時と場合に応じてかまわない（あるいは，少々ならかまわない，それほど大きな問題でもない）」と考えている者が多いのに

対して，喫煙と「シンナー遊び」については，「禁じられているから，すべきではない」と考える者が圧倒的に多くなっている。

このことは，同調査による飲酒・喫煙・「シンナー遊び」経験率の相互関係に反映されている。表13[44]は喫煙習慣と「シンナー遊び」経験との関係

表12 飲酒・喫煙・「シンナー遊び」に対する認識[45]

	禁じられているからすべきではない	時と場合に応じてはかまわない*	禁じる必要はない
男子(n=2,665) (p<0.01)			
飲酒	31.3	56.7	12.0
喫煙	75.8	16.1	8.1
「シンナー遊び」	92.2	4.0	3.8
女子(n=2,510) (p<0.01)			
飲酒	26.4	65.8	7.8
喫煙	79.3	16.4	4.3
「シンナー遊び」	94.6	3.6	1.8

＊：飲酒では「時と場合に応じてかまわない」。喫煙では「少々ならかまわない」。「シンナー遊び」では「それほど大きな問題でもない」。

表13 喫煙頻度と「シンナー遊び」経験との関係[44]

	非喫煙者	何回か喫煙した者	ときどき吸う者	ほとんど毎日吸う者
男子	n=1,542	n=544	n=77	n=76
女子	n=1,813	n=218	n=38	n=18
男子				
「シンナー遊び」経験者の割合（％）	0.4	2.0	6.5	30.3
オッズ比	0.1	5.3	17.8	111.1
95％信頼区間	—	(1.8−16.1)	(4.6−67.7)	(40.7−319.3)
女子				
「シンナー遊び」経験者の割合（％）	0.2	1.4	13.2	38.9
オッズ比	1.0	8.4	91.4	383.9
95％信頼区間	—	(1.4−52.4)	(18.0−507.8)	(75.1−2215.9)

を示しているが,「シンナー遊び」経験者の割合は,喫煙頻度の増加とともに増加し,「ほとんど毎日吸う者」では,「非喫煙者」の男子で111倍（オッズ比），女子では384倍も,「シンナー遊び」を経験している。

一方,表14[49]は,飲酒経験と喫煙経験・「シンナー遊び」経験の関係を示しているが,「仲間型飲酒経験者」では,「飲酒未経験者」に比べて,喫煙で13〜22倍（オッズ比）,「シンナー遊び」で11倍（オッズ比）も経験者がいる。しかし,「家族型飲酒経験者」では,喫煙経験では,「飲酒未経験者」に比べて,幾分オッズ比が高いが,「シンナー遊び」の経験については,「飲

表14 飲酒経験と喫煙経験・「シンナー遊び」経験との関係[49]

	飲酒 未経験者	家族型 飲酒経験者	混合型 飲酒経験者	仲間型 飲酒経験者
男子	n＝505	n＝2,091	n＝443	n＝229
女子	n＝591	n＝1,288	n＝412	n＝176
男子				
喫煙経験者の割合（％）	10.7	24.0	56.1	61.1
オッズ比	1.0	2.6	10.7	13.1
95％信頼区間	—	(1.9−3.6)	(7.5−15.2)	(8.7−19.7)
「シンナー遊び」経験 　者の割合（％）	0.8	0.8	4.5	7.9
オッズ比	1.0	1.0	5.9	10.7
95％信頼区間	—	(0.3−3.8)	(1.9−20.6)	(3.4−37.8)
女子				
喫煙経験者の割合（％）	2.0	10.0	31.2	30.9
オッズ比	1.0	5.3	21.8	21.5
95％信頼区間	—	(2.8−10.2)	(11.5−42.2)	(10.7−43.7)
「シンナー遊び」経験 　者の割合（％）	0	0.1	2.9	4.5

家族型飲酒経験者：家族同伴時にのみ飲酒経験のある者
仲間型飲酒経験者：仲間とだけでの時のみの飲酒経験のある者
混合型飲酒経験者：上記の両方での飲酒経験者

酒未経験者」と有意差がないのである。

　以上の結果は，中学生にとって，喫煙するということが，その後の薬物乱用への垣根を低くしてしまうことを意味している。ただし，飲酒に関しては，そもそもの飲酒経験率が高いために，単なる経験の有無だけでは論評できず，初飲年齢，飲酒頻度，飲酒量などの質的変数も考慮する必要があることを示唆している。

文　献

1) Allen, A.M.: Glue sniffing. International Journal of the Addictions 1 ; 147-149, 1966.
2) 新井公人，得丸幸夫，八木下敏志行，平山恵造，岩崎　勇：慢性トルエン中毒と随意運動時過動．脳神経 38；1181-1186, 1986.
3) 新井尚賢，森　温理：有機溶剤乱用者の脳波．有機溶剤乱用研究班．シンナー等有機溶剤製品の中毒者の診断・治療に関する臨床医学的研究．pp.28-54, 1970.
4) Arif, A.E., Grant, M.: Overview and classification of volatile substance abuse. International Monograph Series 1, pp1-7, W.H.O., Malaysia, 1988.
5) 中央労働災害防止協会編：有機溶剤作業者の健康管理のすすめ方．pp17-19, 中央労働災害防止協会, 東京, 1983.
6) Ehyai, A. & Freemon, F.: Progressive optic neuropathy and sensorineural hearing loss due to chronic glue sniffing. Journal of Neurology, Neurosurgery, and Psychiatry 46 ; 349-351, 1983.
7) Escobar, A. & Aruffo, C.: Chronic thinner intoxication : clinico-pathologic report of a human case. Journal of Neurology, Neurosurgery, and Psychiatry 43 ; 986-994, 1980.
8) Filley, C.M., Heaton, R.K. & Rosenberg, N.L.: White matter dementia in chronic toluene abuse. Neurology 40 ; 532-534, 1990.
9) Fornazzari, L., Wilkinson, B., Kapur, B.M. & Carlen, P.L.: Cerebellar, cortical and functional impairment in toluene abusers. Acta Neurol Scand. 67 ; 319-329, 1983.
10) 福井　進，和田　清，伊豫雅臣：最近の有機溶剤依存の臨床的特徴―有機溶剤乱用の現状と問題点―．精神保健研究 35：107-131, 1989.
11) 福井　進，和田　清，伊豫雅臣：有機溶剤依存者とその長期予後に関する研究．精神保健研究 38；39-45, 1992.

12) 郷古英男：有機溶剤吸入少年について（Ⅰ）—その実態と心理的・社会的背景—. 児童精神医学とその近接領域 18；127-140，1977.
13) 原田正純，寺岡　葵，南　竜一，堀田宣之，服部英世，江上晶三，松下敏夫：ボンド（接着剤）乱用少年の脳波学的研究. 臨床脳波 14；653-657，1972.
14) 樋口幸吉，佐伯　克，佐藤典子：「シンナー・ボンド遊び」等日本における薬物乱用の研究. 法務総合研究所研究部紀要 16；55-80，1973.
15) 石川　哲：シンナー中毒と眼—その臨床と実験—. 臨眼 39；245-255，1985.
16) 北村陽英，北村栄一，福永知子，他：中学生の有機溶剤吸引—17年間の学校精神衛生活動より. 児童青年精神医学とその近接領域 26；183-200，1985.
17) 小泉隆徳，長沼勝利，金子　誉，佐藤章夫：有機溶剤乱用者の尿所見—特に，血尿と蛋白尿について. 精神医学 31；763-765，1989.
18) 児玉和宏，山内直人，松森基子，坂本　忠，麻薙　薫，柿栖米次，佐藤壱三，安達恵美子：シンナー依存症にみられた視力障害の1例. 臨床精神医学 16；757-763，1987.
19) 栗原和男，北　耕平，服部孝道，平山恵造：ボンドG10嗜癖によるn-Hexane Polyneuropathy. 脳神経 38；1011-1017，1986.
20) 松元泰儀：有機溶剤乱用とその治療教育. 教育と医学 21：716-724，1973.
21) 永野　潔：有機溶剤乱用者とその親世代にみられるアルコール症との関連についての研究. アルコール研究と薬物依存 27；297-312，1992.
22) Nunn, J.A., Martin, F.M.: Gasoline and Kerosene poisoning in children. JAMA. 103：472-474，1934.
23) 緒方正名，友国勝麿，浅原広子：芳香族化合物，有機炭化水素の生体内臓器分布と尿中への代謝産物の排泄. 産業医学 15；317-328，1973.
24) 大原健士郎，小島　洋：シンナー嗜癖の3例について. 精神医学 6：363-367，1964.
25) 大木　博，酒井賢一郎，池本卯典，他：シンナー等，有機溶剤製品の吸引による死亡の原因に関する研究. 科学警察研究所報告 24；173-180，1971.
26) 太田義隆との personal communication：南野寿重，菱川泰夫らによる薬物嗜癖の脳波. 臨床脳波 14；317-324，1972. に紹介されている。
27) 労働省労働衛生課監修中央労働災害防止協会編：有機溶剤作業者の健康管理のすすめ方. 中央労働災害防止協会，東京，1983.
28) 櫻井征彦，富永秀敏，白川雄伸：有機溶剤乱用者にみられた心電図変化について. 精神医学 23；351-359，1981.
29) Sasa, M., Igarashi, S., Miyazaki, T., Miyazaki, K., Nakano, S. & Matsuoka, I.:

Equilibrium Disorder with Diffuse Brain Atrophy in Long-term Toluene Sniffing. Arch. Otorhinolaryngol. 221 ; 163-169, 1978.
30) Smart, R.G.: The Epidemiology of Volatile Solvent/Inhalant Use in North America. International Monograph Series 1, pp55-75, W.H.O., Malaysia, 1988.
31) 祖父江逸郎, 山村安弘, 安藤一也, 飯田光男, 高柳哲也 : n-Hexane Polyneuropathy. 臨床神経 8 ; 393-403, 1968.
32) 総務庁青少年対策本部：青少年の薬物認識と非行に関する研究調査. 平成10年3月.
33) 竹山恒寿, 高橋義人, 山本卓二：有機溶剤乱用. 笠松 章, 逸見武光, 滝沢和盛編. 薬物乱用の疫学. 医歯薬出版株式会社, 東京, pp.550-564, 1971.
34) 田所作太郎：薬物と行動—こころとくすりの作用—. ソフトサイエンス社, 東京, 1980.
35) 田所作太郎：有機溶剤吸入時の薬理作用. 精神科MOOK No.3 覚せい剤・有機溶剤中毒 ; 11-19, 1982.
36) 田所作太郎：Ⅰ. 有機溶剤とは. アルコール・薬物依存—基礎と臨床—（大原, 田所編), 金原出版, 東京, pp.365-366, 1984.
37) 寺岡 葵, 江頭竹一郎, 坂梨寿弘, 他：接着剤吸引少年について. 精神神経学雑誌 76 ; 593-640, 1974.
38) 寺岡 葵, 村山栄一, 堀田直子, 津嘉山 毅, 服部英世：慢性腎機能障害を伴う"Permanent encephalopathy"を疑わせた職業性シンナー中毒症の1例. 精神医学 21 ; 291-295, 1979.
39) 梅原藤雄, 丸山芳一, 足立昌士, 金久偵秀, 永松啓爾：多彩な中枢神経症状を呈した慢性トルエン中毒症の2例. 臨床神経学 24 ; 988-991, 1984.
40) 和田 清, 福井 進：薬物依存の発生因をめぐって. 精神医学 33 ; 633-642, 1991.
41) Wada, K., Fukui, S.: Demographic and Social Characteristics of Solvent Abuse Patients in Japan. The American Journal of Addictions 3 ; 165-176, 1994.
42) 和田 清：有機溶剤乱用と家族. 精神保健研究 40 ; 13-17, 1994.
43) 和田 清, 中山和弘, 片山雅文, 小石川比良来, 青木 勉, 平井愼二, 矢花辰夫, 玉越拓摩, 岩下 覚：診断基準作成のための「有機溶剤使用による精神および行動の障害」についての症候学的研究（その3). 厚生省精神・神経疾患研究委託費「精神作用物質性精神障害の診断と治療に関する研究」（主任研究者：村崎光邦）平成7年度研究成果報告書. pp.71-80. 1996.
44) Wada, K., Price, RK., Fukui, S.: Cigarette Smoking and Solvent Use among Japanese Adolescents. Drug and Alcohol Dependence 46 ; 137-145, 1997.
45) Wada, K., Price, RK., Fukui, S.: Reflecting Adult Drinking Culture : Prevalence of Alcohol Use and Drinking Situations among Japanese Junior High School

Students in Japan. Journal of Studies on Alcohol 59 ; 381-386, 1998.
46) 和田　清：「シンナー遊び」に誘われるということ．青少年問題　第45巻7号；16-22, 1998.
47) Wada, K., Greberman, SB, Konuma, K, Hirai, S : HIV and HCV Infection among Drug Users in Japan. Addiction 94 : 1063-1070, 1999.
48) 和田　清："Gateway Drug"概念について．日本アルコール・薬物医学会雑誌 34 ; 95-106, 1999.
49) 和田　清：中学生における飲酒―飲酒文化の反映―．日本アルコール・薬物医学会雑誌 34 ; 36-48, 1999.
50) 和田　清, 中野良吾, 尾崎米厚, 勝野眞吾：薬物乱用に関する全国中学生意識・実態調査．平成10年度厚生科学研究費補助金（医薬安全総合研究事業）薬物乱用・依存等の疫学的研究及び中毒性精神病患者等に対する適切な医療のあり方についての研究（主任研究者：和田　清）．研究報告書．pp.19-83, 1999.
51) Weiss, R.D., Mirin, S.M.: COCAINE. 64-69, American Psychiatric Press, Inc. Washington, DC. 1987.（和田　清ほか訳：コカイン．星和書店，東京，pp.110-118, 1991.）
52) Willard, M.: Gasoline in toxication. JAMA. 117 ; 1965-1971, 1941.
53) 山田伸也：n-ヘキサン取扱者に発生した多発性神経炎．産業医学 6 ; 192, 1964.

第Ⅳ章

覚せい剤

I．覚せい剤とは

1．覚せい剤とは

覚せい剤とは，覚せい剤取締法第二条で指定された薬物の総称である。

覚せい剤取締法第二条
この法律で「覚せい剤」とは，左に掲げる物をいう。
一　フェニルアミノプロパン，フェニルメチルアミノプロパン及び各その塩類
二　前号に掲げる物と同種の覚せい作用を有する物であって制令で指定するもの
三　前二号に掲げる物のいずれかを含有する者

したがって，覚せい剤という単一物質（薬物）があるのではなく，覚せい剤取締法第二条で覚せい剤と指定された薬物が覚せい剤なのである。この覚せい剤という用語は，ドイツ語でこれらの薬物群をWeckamin（覚せいアミン）と呼んだことに由来すると考えられる。英語では，この一群の薬物群を指す言葉はない。Stimulantsという用語は，覚せい剤に限らず，コカインをも含めて，中枢神経刺激薬全般に対する総称である。

フェニルアミノプロパンを通称「アンフェタミン（amphetamine）」と呼び，フェニルメチルアミノプロパンを「メタンフェタミン（methamphetamine）」と呼んでいる。アンフェタミンは，1887年にEdelemo[4]により合成され，メタンフェタミンは，1893年に長井長義により合成された[22]。アンフェタミンは硫酸塩として，メタンフェタミンは塩酸塩として結晶し，白色無臭の粉末で，苦みがあり，水によく溶ける（密売されているものは，結晶状の固まりである。写真1）。これらは，喘息の治療薬として用いられる

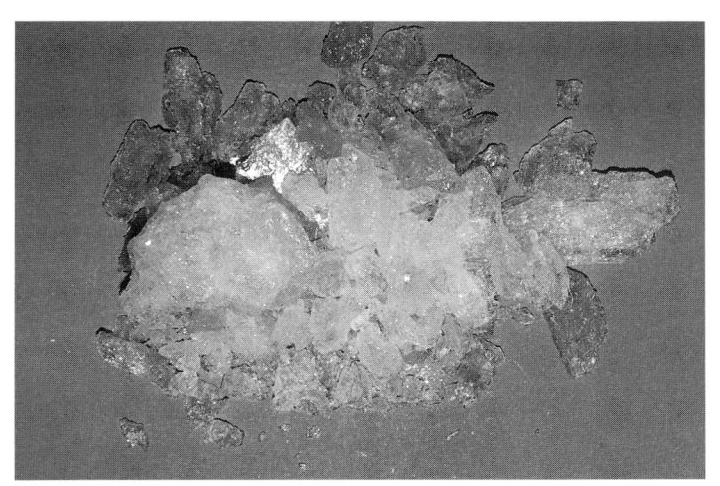

写真1 密売されているメタンフェタミン
（通称：ガンコロ）（提供：関東信越地区麻薬取締官事務所）

エフェドリンと化学構造が類似しており（図1），エフェドリンは，しばしば覚せい剤密造の原料に使われる。

　覚せい剤には，本章のⅡで述べるように，中枢神経刺激作用があり，覚せい剤第一次乱用期以前には，メタンフェタミンが「ヒロポン」等の商品名で，また，アンフェタミンが「ゼドリン」，「ベンゼドリン」等の商品名で販売された時代があった。わが国で乱用され続けてきたものは，ほとんどがメタンフェタミンであり，ヨーロッパではアンフェタミンである。したがって，本書では断りがない限り，原則的にメタンフェタミンを意味して覚せい剤という用語を用いる。

　覚せい剤は，神経伝達物質であるアドレナリン，ノルアドレナリン，ドーパミンとも化学構造が類似しているが，生体内における動態が著しく異なっている[18]。カテコールアミン類は，経口投与では，消化管で分解されるか，あるいは肝臓で酸化・抱合を受け，通常，明らかな薬理作用を示さない。また，非経口投与では末梢作用を示すが，肝臓などで速やかに代謝され，作用時間が短い。しかも，カテコールアミン類を末梢投与しても，脳血管の血液

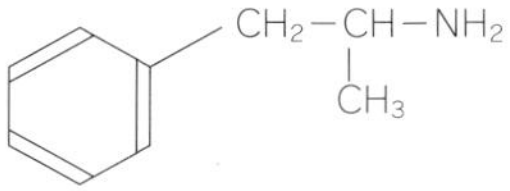

アンフェタミン: CH₂-CH-NH₂, CH₃ (phenyl)

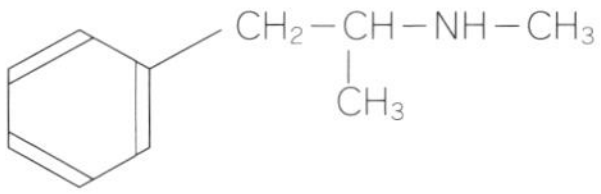

メタンフェタミン: CH₂-CH-NH-CH₃, CH₃ (phenyl)

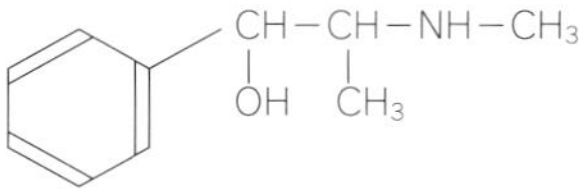

エフェドリン: CH-CH-NH-CH₃, OH, CH₃ (phenyl)

図1 覚せい剤とエフェドリンの構造式

脳関門を通過できず，中枢作用を示さない。一方，覚せい剤を経口投与した場合，その50％以上が血中に入り，静脈注射の場合には，5分後に血中濃度が最高に達し，30分後には血液中からほとんど消失する[23]。その際，脳に達した覚せい剤は血液脳関門を通過し，中枢作用を発現する。その後，腎臓から尿中に排泄される。尿中には，その23％が未変化のまま排泄され，18％は芳香環水酸化され，14％は脱メチル化されて排泄される[2]。その際，尿中への排泄は，尿のpHに依存し，酸性尿の場合に早く，アルカリ尿では遅延する[2]。

　事例によっては，生体からの覚せい剤の検出が必要になることがある。その際には，尿中の覚せい剤を吸着チップを用いて検出する方法が一般的である。この方法による期間的限界は，当然，諸条件によって異なるが，経験的に筆者は，最終使用後3日以内が現実的であると考えている。ただし，この方法は，あくまでも予備試験であり，裁判などで争う際には，本試験としてのガスクロマトグラフィー質量分析法（GC-MS）による検査が必要になる。

　そもそも，覚せい剤の生体内からの検出は，尿に限られるものではなく，爪[19]，毛髪[24]，陰毛[35]など，排出系であれば可能である。

2. 覚せい剤乱用の歴史

　覚せい剤は前述のように，19世紀末に合成されたが，長年，その薬理作用には関心が払われず，忘れ去られていた。これが1930年代に再発見され，当時は，覚せい剤の有する依存形成性はさほど知られておらず，欧米では，呼吸刺激剤として使用されるとともに，中枢神経の刺激剤としての特徴も認識され，医療現場では飲酒による二日酔い，妊娠悪阻，やせ薬として絶賛を博したようである[6]。第二次世界大戦時には，わが国に限らず，米国，イギリス，ドイツの軍隊で使われている[6]。

　わが国での使用状況の一端は，以下より読みとることができる。

　　「やがて，この飛行場に陸軍の飛行機が空輸されてきた。この基地から更に赤道を越えて南方1,000km以上離れて，……陸軍機が進出することになった。……大体4～5時間位飛行時間を要して，目的航空基地に着陸するとのことであった。処がこの4～5時間の海の上空の飛行は単調で，何としても眠くなってしまう。うっかり眠ってしまい，目をさますと先導の海軍機，僚機を見失しなって目的地に着かないものが或る時続出した。飛行長から私に『何とか貴重な飛行機を安全に確実に目的地につける方法はないものか』と相談があった。そこで『覚醒剤としてのヒロポンを使うことだ』と返事をし，それならばということで飛行前に搭乗員にヒロポンを服用させた。その結果，無事全飛行が目的地に着いたと感謝された。先導の海軍飛行機搭乗員に『こんなに目がさえて，航路のよく見えたことはなかった』と言われた」[21]

　　「もともと戦争中『戦力増強剤』という名で使われたものであり，筆者も知らずに自動車隊の軍医としてトラック運転兵の夜間運転に錠剤を与えたことがあった」[10]

　当時の使用は，事実上，軍隊内に限られており，必然的に軍の統制下にあ

ったため社会問題とはならなかった。

しかし，戦後，この覚せい剤が軍及び在庫を抱えた製薬会社から大量に放出され，医薬品として売られていたこともあって，「『ヒロポン飲んでがんばろう』という広告が堂々と一流新聞にでた」[10]時代となった。これが覚せい剤第一次乱用期（1945年〜1957年）を生んだのである。

当時，市販されていた覚せい剤の中でも，特に「ヒロポン」（写真2）という商品が有名で，覚せい剤依存者のことをその筋では「ポン中」と呼んだ。そもそも，ピロポン（Philopon）は，ギリシャ語のPhiloponos（仕事を好むの意）に由来するという[23]。同時に今日まで，覚せい剤のことを，陰語で「シャブ」というが，これは「骨までしゃぶる」という覚せい剤の特性に由来するという[31]。

第三次覚せい剤乱用期になると，「スピード」「エス」などと呼ばれ，これらは，米国での俗称の影響を受けているようである。

覚せい剤というと，今日までに痛ましい事件がいくつかある。

第一次乱用期を象徴する事件が，1954年の「鏡子ちゃん殺し事件」である。これは同年4月に，東京の某小学校校内で女児が覚せい剤乱用少年によ

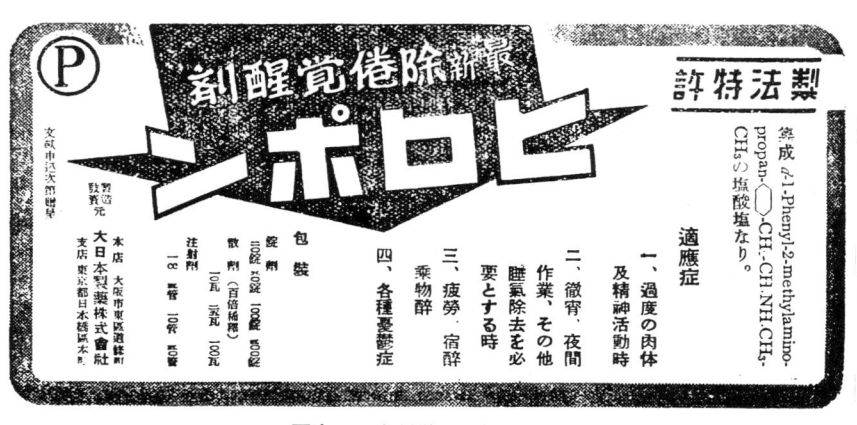

写真2 市販覚せい剤の広告
（掲載紙：精神神経学雑誌，昭和19年7月）

って殺害された事件である。同年6月には、3人の幼児を大阪中津運河に次々と投げ込んで溺死せしめた「中津運河の惨劇」も起きている。

　第二次乱用期を象徴する事件は、1981年の「深川通り魔事件」であろう。白昼、路上で、覚せい剤乱用者により、2人の主婦と2人の乳児が理由もなく殺害されたのである。

　これらの事件により共通して起こった現象は、当然のことではあるが、官民あげての覚せい剤撲滅の声と動きである。その中のひとつに、法的措置の改正が必ず含まれているが、そのようなことは事件が起きる以前にどうしてできないのかと思うばかりである。

　幸い、今回の第三次覚せい剤乱用期への政府の取り組みは、これまでになく迅速であったと筆者は考えている。しかし、覚せい剤に絡む問題は、グローバル化を含めて、未だ山積み、ないしは困難化しており、中央の薬物乱用対策推進本部に専門家による諮問機関を設置することを望みたい。

II. 人体に対する害

1. 脳を強制的に興奮させる覚せい剤

　人間の脳は神経細胞の固まりであるが、この神経細胞は、一本の電線状にはなっていない。数百億個ともいわれる神経細胞の集合体である。しかも、各神経細胞の間には、5万分の1mmともいわれる隙間（シナプス間隙）があり、この隙間を神経伝達物質と総称される様々な情報伝達物質が行き交うことによって、神経細胞から次の神経細胞へと情報が伝わっていく。この神経伝達物質の中でも、精神依存の成因や覚せい剤の脳内での作用に最も深く関係しているものがドーパミン（dopamine）である。ドーパミンは、人間の脳機能を活発化させ、快感を作り出し、意欲的な活動を作り出す極めて重要な神経伝達物質である。

　図2は、ドーパミン神経終末の簡略図である。信号Aを受けると（①）、神経終末内のドーパミンは、②のように次々とシナプス間隙に放出され、次

の神経終末上にあるドーパミン受容体（receptor）に鍵と鍵穴の関係で結合する（③）。これによって，新たな信号Bが生まれ，情報が伝達されていく（④）。その後，受容体に結合していたドーパミンは，受容体から遊離し，ドーパミントランスポーター（dopamine transporter）から再吸収され，元の神経終末に戻る（⑤）。

　ところが覚せい剤は，ドーパミントランスポーターから神経終末内に入ることによって，⑥のようにドーパミンをシナプス間隙に放出する。一方，コカインは，⑦のように，ドーパミントランスポーターに結合することによって，ドーパミンの再吸収（⑤）を阻害する。いずれにしても，シナプス間隙にはドーパミンが過剰になり，次の神経終末上のドーパミン受容体に結合したドーパミン（③）も増え，信号Bは増強される。その結果，脳は強制的に興奮させられるのである。覚せい剤，コカインが中枢神経興奮剤ないしは刺激剤（stimulants）と言われる所以である。

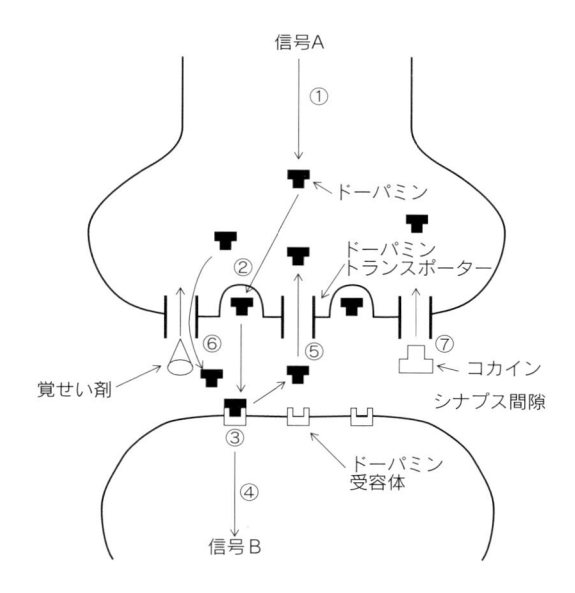

図2　ドーパミン神経終末でのメタンフェタミン，コカインの作用機序 [34]

2. 急性薬理作用と急性中毒

1）精神的影響と障害

実際上,頻度的に問題となる覚せい剤の急性薬理作用と急性中毒症状は,精神的影響と障害に特徴的である。

（イ）急性薬理作用

覚せい剤の急性薬理作用を表1に示した。ちなみに,覚せい剤の末梢神経系に対する作用は,中枢神経系と違って,ノルエピネフリンの放出亢進と再取り込み阻害による。

覚せい剤は第三次乱用期になって,「あぶり」と称する加熱吸引による摂取法が若者を中心に広まったが,従来,静脈注射によることがほとんどであった。その際,多くの乱用者は,「打った瞬間,髪の毛の先から足の先まで,冷たい（人によっては「暖かい」）快感が走る」と言うことが多い。しかし,そのような体験を語るものは,すでに依存状態に陥っているわけで,初回体験は「何も起きなかった」というものがほとんどである。また,個人差も大きい。1回量は30〜40mgと言われているが,それに留まらないのが乱用者でもある。

経口摂取の場合には,約30分後には急性薬理効果が発現し,作用の持続時間は約8時間前後とされている[27]。

表1　覚せい剤の急性薬理作用 [27]

身体症状
1　顔面紅潮または蒼白,頻脈,血圧上昇,不整脈,ときに循環性虚脱
2　口渇,食欲低下,便秘,悪心,嘔吐
3　瞳孔散大,発汗,悪寒,発熱,呼吸困難
4　頭痛,知覚過敏,四肢振戦,反射亢進,筋力低下,不随意運動,眼振,運動失調,ときにけいれん

精神症状
1　不眠,不安,多幸感,恍惚,気分の高揚
2　不穏,敵意,不機嫌
3　早口,多弁,多動,常同行動
4　緊張,恐慌,錯乱

米国で実施された15名の同意者におけるアンフェタミンの経口投与実験の結果がある[1]。

体重60kgの人間に12mgを投与した結果，1時間後に血圧の上昇が起こり，行動上あるいは自覚的な効果は2時間後に起こり，血中濃度は2〜3時間後に見られた。投与量を倍量に増やすと，作用も増強し，収縮期血圧は平均で30mg，拡張期血圧は平均で20mg上昇し，脈拍も約10の増加を示した。自覚的には，12mgの投与で，1時間以内に「力がみなぎる感じ」「爽快な気分」となり，それらは，1〜2時間で最高潮に達した。多幸感や性感の増大にはかなりの個人差が見られた。以上の症状は，アンフェタミンの血中濃度とは相関せず，血中濃度のピークより早く現れ，早く減弱した。

メタンフェタミンはアンフェタミンよりも，約10倍は薬理作用が強いといわれており[23]，メタンフェタミンを使用した場合には，前述の体験もさらに増強されるものと推定できる。また，コカインによる快体験は，血中コカイン濃度とは相関せず，血中濃度が上昇している時期に体験し，血中濃度の勾配が低下に向かい始めると不快を感じるというが[38]，覚せい剤の快体験もそれに近い可能性がある。実際に，依存に陥っている乱用者には，快体験の減弱とともに，繰り返し覚せい剤を注射する「めちゃうち」「追い打ち」が認められることがある。

前述の実験より，覚せい剤の使用は，その人をエネルギッシュで生産的な人間に変えるかのように思われるかもしれないが，ネズミを使った実験では，無駄な動きが増えるだけで，合目的行動は逆に減少するという報告がある[18]。人間の場合には，畳に落ちている普段は気にならないほどの小さなチリを一晩中拾い集めて回ったとか，ラジオを分解しては組立て，また分解するという行動を延々と続けたとかの，常同行動や詮索熱中がよく見受けられる。

また，第三次覚せい剤乱用期の特徴として，「やせるため」の乱用が10代の女性間に出現したことが挙げられる。確かに，覚せい剤には食欲減退作用（表1）」があるが，覚せい剤の使用後には，猛烈な食欲の増強が認められ（反跳現象），結果的には「どか食い」に陥りやすい。そのようにならないためには，覚せい剤の乱用を続ける必要があるが，乱用の繰り返しは依存を生み，その結果，高頻度に慢性中毒としての覚せい剤精神病になることを理解する必要がある。

（ロ）急性中毒

薬物依存に陥っている者の多くは，常識では考えられない頻度，量，方法で覚せい剤を乱用することが多々ある。その結果，出現するものが急性中毒症状であり，覚せい剤精神疾患としての覚せい剤急性中毒である。とにかく著明な精神運動興奮の頻度が高い。

表2に，覚せい剤中毒者対策に関する専門家会議（厚生省）による「覚せい剤精神疾患の診断基準」[17]，表3に「覚せい剤精神疾患の類型」[17] を示した。

第一次乱用期には，「原則的には意識混濁は起こらない」[32] という考えもあったが，第二次乱用期では，意識障害の存在を認める見解が多い[7,12,17,25]。第一次乱用期では，覚せい剤は「昭和22年頃までは主として錠剤の形で売られていた。その後だんだん注射液の形のものが多くなっていった」[32] 経緯があるのに対して，第二次乱用期では，覚せい剤使用といえばほとんど静脈注射を意味する。したがって，第二次乱用期の方が大量投与が多い可能性があり，その結果が，意識障害例の報告になった可能性がある。

（ハ）反跳現象

急性薬理効果の最後は，その反動としての反跳現象の出現である。疲労感，脱力感，抑うつ気分などである。覚せい剤による安易な，あるいは強制的な快体験の後には，必ず反跳現象が出現する。

依存に陥っている覚せい剤乱用者では，手元に覚せい剤があればあるだけ使い続け，結果的に2～3日不眠不食のことが多い。あるいは，不眠による疲労困憊で，覚せい剤の使用を諦める。いずれにしても，それまで，脳は強

表2 覚せい剤中毒者対策に関する専門家会議による「覚せい剤精神疾患の診断基準」[17]

　診断に際しては，以下にのべる諸点に留意して問診，言動の観察，身体的診察，諸検査等を行うほか，注射痕，皮膚硬結の確認，覚せい剤の尿中証明を行い，生活歴，性格，環境，職業等を参考にして総合的に判断することが必要である。その際には，家族を含む関係者から，特に覚せい剤使用の状況及び本人の示す具体的な病的言動の経過についての情報を，詳細に聴取する必要がある。

1．覚せい剤急性中毒

　覚せい剤による急性中毒症状は，使用後1時間以内に出現する中枢神経系の異常興奮による精神神経症状，交感神経刺激作用による身体的中毒症状，さらに薬効の消褪に伴って出現し数日間持続する反跳現象をもって診断される。静脈に沿って新鮮な注射痕を認めることが多く，尿中の覚せい剤証明は，診断の有力な根拠となる。

（1）一般的精神身体症状

　　使用後1時間以内に出現し，大部分の症状が24時間以内に消失する。

（2）急性症候群（多くは意識障害を伴う）

　　1）覚せい剤依存徴候を有する場合は，強迫的使用や1回大量使用の直後に発症したり，反省休薬後の再使用の初期に発症することが多い。覚せい剤依存徴候を欠く場合でも，有機溶剤の乱用者，体質的に過敏な人などにおいては，1回ないし数回の覚せい剤使用によって発症しうる。

　　2）光線や音響に対する知覚過敏，錯覚，幻視（動く人影など），幻臭（ガスの臭いなど），幻聴（考想察知，注察妄想などを伴う），さらに周囲状況の誤認や妄想知覚，被害・追跡妄想，包囲攻撃される妄想などが，しばしば認められる症状である。

　　3）幻覚や妄想の内容は場面状況的であり，それにひとつひとつ敏感に反応し行動化されることが多い。

　　4）極期には，著明な発汗，瞳孔散大，口渇，口周辺のジスキネジア，腱反射亢進などを伴うことが多い。

　　5）保護や受診の際には，過敏—恐怖—苦悶状態で激しく拒絶，抵抗，興奮を示したり，茫然—脱力—憔悴状態ないし昏迷状態を示し，体験内容をほとんど聴取できない場合が多い。

　　6）激しい症状の消褪後は，反跳現象として，疲労，脱力，抑うつ気分，嗜眠，過食などが数日持続する。

　　7）回復後には，中毒後の意識状態によって，回想不能であることが多いが，Hypermnesieを認めることも少なからずある。

2．覚せい剤依存症

　覚せい剤依存症は，覚せい剤依存徴候および関連した精神身体症状をもって，総合的に診断される。覚せい剤依存徴候は，下記の3側面における変化を基準にして判定されるが，確認にはしばしば困難が伴う。

(1) 覚せい剤の依存的使用様態
 1）定期的使用　2）周期的使用　3）連日大量使用　4）その他の強迫的使用のいずれかが認められる。
 依存的使用段階にある者では1回大量使用，反省休薬がみられることもある。
(2) 主観的状態の変化
 1）覚せい剤の使用抑制の障害。
 2）覚せい剤に対する渇望。
 3）生活が〔覚せい剤中心性〕を示す。
(3) 精神生物学的状態の変化
 1）覚せい・快楽効果や食欲抑制作用への耐性形成
 2）強迫的常同行動や幻覚妄想状態惹起作用への逆耐性形成
 3）離脱症状は比較的軽微に出現することがある。

3．覚せい剤精神病
 下記の特徴を有する精神状態像及びこれに関連する精神神経・身体症状及び覚せい剤依存徴候にもとづいて診断する。
(1) 精神状態像は幻覚妄想状態を主とする精神病状態であり，妄想としては関係妄想を中心に，被害・追跡・注察・嫉妬妄想などから成り，妄覚としては錯覚と幻覚（幻聴，幻視など）をみとめる。一部は慢性化して，幻覚や妄想が固定的に持続する場合があり，また茫乎としており無気力，無関心など能動性の著明な低下を示す場合もある。
(2) 幻覚や妄想の内容が，本人の生活歴，環境，違法な覚せい剤使用に関連した，つまり，状況反応性（状況規定性）の色彩をもつ場合が比較的多い。急性中毒を合併した場合には，包囲攻撃される妄想がしばしばみとめられる。
(3) 幻覚妄想等の病的体験は，覚せい剤の注射行為と時間的関係があり，薬効とも関係があって，症状の動揺が見られる。特に病初期には一過性浮動性の発現としてみとめられる場合が多いが，中には病的体験が全人格を支配する場合もある。
(4) 覚せい剤注射直後を除けば病的体験が全人格を支配することは少なく，現実との交流が可能な場合が多い。また自ら覚せい剤の使用による病的体験（シャブぼけ）であると理解していることがある。
(5) 覚せい剤の使用中断後の経過をみれば，通常1週間以内に症状の軽快が見られる。
(6) 常用を止めて，早期消褪型の経過をたどっても再使用した場合多くは比較的少量でも急速に激しい精神病症状の再燃をみることが多い。また，ときに自然再燃もみられ，この場合は心的ストレスなどの非特異的刺激によって症状が再燃する。
(7) 激しい症状の消褪後には，意欲減退徴候が著しいのに比べて，対人接触が良好で，疎通性が比較的よく保たれている場合が多く，これが精神分裂病との大きな相違点であるとされている。
(8) 身体症状としては，注射痕・皮膚硬結のほか，特記すべきものは少ない。急性中毒時に出現する精神身体症状がみられる。

表3 覚せい剤中毒者対策に関する専門家会議による「覚せい剤精神疾患の類型」[17]

1．覚せい剤急性中毒
　次の症状が覚せい剤の使用後1時間以内に出現して，大部分が2，3日で消失し，引き続いて薬効の消褪に伴う反跳現象が出現する。
　（1）一般的精神身体症状
　　　　1）精神症状
　　　　　　精神運動性興奮，気分発揚，爽快，多幸，万能感，多弁，超覚醒，不安，焦燥，知覚過敏，錯覚，パレイドリア，要素性幻覚など
　　　　2）身体症状
　　　　　　不眠，食欲減退，頻脈，瞳孔散大，血圧上昇，発汗，四肢冷感，嘔吐，口渇，腱反射亢進，振戦，痙攣など
　（2）急性症候群（多くは意識障害を伴う）
　　　　　　恐慌不安反応，急性幻覚状態，せん妄状態，急性錯乱状態など
　（3）反跳現象（薬効の消失とともに出現）
　　　　　　無欲，疲労，脱力，不快感，抑うつ気分，嗜眠，過食など
2．覚せい剤依存症
　覚せい剤依存徴候及び関連精神神経症状を有するが，明確な幻覚妄想を伴わない状態である。
　（1）覚せい剤の使用行動にみられる変化
　　　　1）覚せい剤の使用量の増加
　　　　2）覚せい剤に対する渇望にもとづく使用抑制の障害
　（2）精神神経症状
　　　　1）挿間性にみられる症状
　　　　　　a．薬効時には，一般的薬理作用に加えて，物事に対する詮索熱中や強迫的常同行動が認められることが多い。
　　　　　　b．軽微な離脱症状として，無欲，疲労，脱力，抑うつ気分，睡眠障害，多夢などを認める。
　　　　　　c．覚せい剤に対する渇望にもとづく焦燥，易怒性を認めることが多い。
　　　　2）持続性に見られる症状
　　　　　　a．意欲減退（無為，無欲状態）および情動障害（情動不安性，易怒性等）…依存状態では，多くの症例に認められる変化である。
　　　　　　b．不安神経症様症状群（心気症，恐怖症などを含む）…症例によって，ときに認められる症状で，廃薬後にも長期に持続することがある。
3．覚せい剤精神病
　覚せい剤依存徴候を有するかまたは有していた者に生じた幻覚妄想状態を主とする精神病状態であり，休薬後には，以下の経過類型を示す。

（1）早期消褪型
　　休薬後1カ月未満に症状が消褪するが，なかには次のような再燃現象を示すものもある。
　　1）薬物による再燃
　　　覚せい剤および他の依存性薬物（アルコール，有機溶剤など）の使用による症状再現
　　2）自然再燃
　　　依存性薬物の使用によらない非特異的刺激による再燃（コンタクトハイを含む）
（2）遷延・持続型
　　休薬後も1カ月以上にわたって症状が持続するもの，なかには6カ月以上も長期にわたって症状の小康と増悪を繰り返すものなどがある。

　　なお，かつて依存徴候があったが現在はこれが認められない残遺症候群としては，以下のものが分類される。
（1）不安神経症様状態あるいは身体的不安定愁訴
（2）情動障害，意欲減退を中心とする症状
（註）人格変化…覚せい剤依存者には，意欲欠如性，軽佻浮薄性，情動不安性，爆発性，敏感性などの人格的偏りを認めることが少なくない。乱用前からすでに元来の人格的傾向としてある程度認められ，覚せい剤の使用によって増強し，修飾され，さらに廃薬後にも残遺することがある。
　　　しかし，この人格変化は，他の疾患（アルコール等薬物依存，脳器質性精神疾患など）にも認められ，覚せい剤精神疾患に特異的とはいえない。

制的に働かされており，覚せい剤が切れたときには，心身ともに疲労困憊になっていることが多い。その結果，1～2日間丸々寝続ける（「つぶれ」）。覚醒すると，猛烈な空腹のもとに，「どか食い」することが多い。それと同時に，覚せい剤に対する強烈な渇望がこみ上げてくる。まさに精神依存である。

　小沼[13]は，覚せい剤依存者に見られる典型的な使用パターンを三層構造で示している（図3）。

2）身体的影響
　覚せい剤使用による身体的影響は，薬理作用としては，表1に示したよう

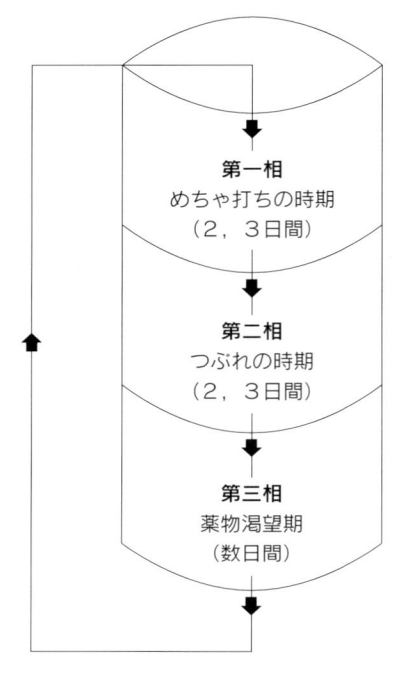

図3 覚せい剤の周期的使用でみられる三層構造 [13]

第一相 めちゃ打ちの時期（2,3日間）：不眠，食欲減退，薬効時の常同行動（ゲーム熱中，電気製品の分解・組み立て，ニキビつぶしなど），薬効消退時の猜疑時・易怒的状態

第二相 つぶれの時期（2,3日間）：脱力，倦怠，無欲，無為，長時間の睡眠

第三相 薬物渇望期（数日間）：食欲亢進，薬物探索行動，焦燥的・易怒的状態

に様々なものがある。しかし，一般臨床上，問題となる重篤なものは予想以上に少ない。本質的に重篤な障害は精神的障害なのであり，このことが薬物乱用防止教育上，覚せい剤使用の怖さを実体験として共有しにくくしている印象がある。

しかし，全くないわけではない。急性中毒によると推定される死亡例がかなりあるようであるが，その死因としては，1）脳出血などの脳血管障害，2）心筋出血や壊死による突然の心停止，3）過高熱による臓器不全などが指摘されている[9]。

筆者の経験では，現実的に遭遇する事態としては，横紋筋融解症[20, 33]であろうと考えている。この横紋筋融解症は，筋肉のミオグロビンが血中に溶け出し，腎不全を誘発して，適切な処置を施さない限り，死に至らしめるとい

う重篤なものである。適切な処置とは透析である。急性錯乱ないしは精神運動興奮を呈した精神科救急事例では決しておろそかにできない病態である。

3）典型的症例

覚せい剤急性中毒の典型的症例[41]を紹介して，急性中毒のまとめとしたい。現実の急性中毒は，覚せい剤精神病早期消褪型に付随することが多い。

症例O　43歳男

主訴：著名な精神運動興奮，させられ体験

生活歴と既往歴：地方都市にて出生。幼少時，特記すべきことなし。

　中卒後，地元一の進学校に入学したが，学業についていけないと言って，1学期の試験を放棄して東京へ家出。不良仲間と行動を共にし，窃盗で補導されたりする。17歳時，少年院に1年間入所。

　その後，更生に努め，26歳時結婚。2児をもうけたが，トラック運転手を生業とする中で，29歳時に初めて覚せい剤を乱用。以後，月1回位の頻度で静注を受ける。生活が乱脈となり，32歳時離婚し，2児は本人の両親が引き取る。その後，前妻と再度一緒に生活したが，34歳時，再度，妻と別れる。その時から，覚せい剤を2〜3日連用し，2〜3日休み，また使用するという生活になる。1回の使用量は，グラムパケ（正味0.7g位）[注]の1/10〜2/10であったという。同年のある時，6日間連用。4日目頃から通りがかりの車や人が，自分の子供を連れて行ってしまうのではないかと考え始め，車を止めて問い詰めたりする。明確な幻聴，追跡感，監視感はなかった。やくざの友達に押さえつけられて寝かされ，まるまる2日間寝続けて治まる。

　その後も常習的に覚せい剤を打っていたが，特別のことはなかった。35歳頃，週に1回位の頻度で打っていたが，同棲していた女性が家を空けたの

注：密売されている覚せい剤は小さなビニール袋に入れられており，それをパケという。グラムパケとは1gの覚せい剤が入ったパケという意味であるが，実際には袋の重さが0.2〜0.3gのため，その分覚せい剤の量は少なくなる。

にやけをおこし，3日間で0.6gくらいの覚せい剤を静注。不眠となり，誰かが自分を泳がせて追跡しているような感じが強くなる。車に乗っていても，ラジオで互いに連絡し合っているように思えたり，エンジンの音や扉の開閉音，ウィンカー，ライトなどすべてが自分の意に反してリモコン操作されていると感じ，車の中の金具を全部取り外したりする。結局，「車がおかしい」と自ら交番に訴え出，そこからの通報にて精神科に入院となる。本人は，交番に行ったまでは記憶しているが，その後の記憶は不鮮明。

　退院後も，月1回くらい注射を続けていた。

現病歴：43歳時，息子が別れた妻の所に行ってしまい，気落ちする。この2年前には，娘にも出て行かれており，「これで残ったのは犬だけだ」と思うと，わびしいやら，腹立たしいやらで，久しぶりに1週間覚せい剤を注射し続けた。2日間やり1日休み，また2日間やり，1日休むというパターン。トータルで1gくらい使用。その時点で，「こんなことをしていてはだめだ」と思い直し，残りをトイレに捨てた。ところがその直後から「自分の意に反して，いろいろされる」体験が出現。相手は不明だが，「無理にガスを吸わされて」（何かを嗅がされるのではなく，自然に入ってくる），無理矢理体操のような動きをさせられ，自分で自分の動きをコントロールできなくなり，「苦しくて」「苦しくて」，自ら119番する。本人の「覚せい剤」を注射したという供述により，警察経由で受診。

治療経過：受診時，とにかくじっとできない。腕を左右に開閉すると同時に足も膝から開閉させ，体操のような動作を繰り返す。目は見開き，充血し，瞬きもしない。時々，全身に力がこみ上げて来る様が，表情や肩の筋肉の動きから読みとれる。時に「ウオー」と低いうなり声をあげる。入棟に際し，両脇を抱えていた職員を突如「ウオー」といううなり声と同時にはねのける。

　ハロペリドール10mg筋注し，身体拘束し，補液500ccを4本継続。この途中から，いびきをかいて入眠。数時間後に呼名にて覚醒。「男の声がする」と幻聴をにおわすが，その後黙り込む。全身発汗著名。目は血走り，何かに

とりつかれたような形相。その後，自然に再入眠。

　翌日には，ほとんど精神症状は認められなくなり，身体拘束解除。しかし，入院時の事柄に関しては一部記憶が不鮮明であり，意識混濁があったことが示唆された。入院4日目には再度軽度の精神運動興奮と易刺激性・易興奮性が出現するが，その後始まり，25日間の入院にて退院となる。

　処方は，①ハロペリドール3mg，レボメプロマジン20mg，トリヘキシフェニジール6mg分3，②トリアゾラム0.5mg，ジアゼパム10mg，レボメプロマジン25mg vdsから始め，最終的には，①ハロペリドール3mg，トリヘキシフェニジール6mg分3，②トリアゾラム0.5mg，ジアゼパム5mg，レボメプロマジン5mg vdsであった。

3．慢性中毒としての覚せい剤精神病

1）覚せい剤精神病の症状

　わが国の覚せい剤乱用の歴史は，覚せい剤精神病との戦いの歴史であると言っても過言ではない。覚せい剤使用の結果，精神的障害を来した乱用・依存者によって，数々の悲惨な事件が繰り返し引き起こされてきた。

　表4に，覚せい剤関連精神疾患患者を多く診ていると考えられる全国21カ所の精神病院に受診・入院した覚せい剤精神疾患患者233人について，その類型の割合を示した。いかに幻覚・妄想状態を主とする覚せい剤精神病が多いかがわかる。

　図4は，同じ233人の調査をもとに作成された精神症状の治療的変化である。覚せい剤精神疾患患者100人の内，受診時にそれぞれの症状を何％の者が持っており（来院時症状依存率），治療後には，それぞれの症状が何％の患者に残っているのか（最終診断時症状残存率）を示したものである[36]。

　来院時には，「不安」「焦燥」「易怒」「精神運動興奮」及び「幻聴」「被害妄想」「猜疑心」「関係妄想」「周囲状況の認識」が高率に認められている。

　覚せい剤の急性薬理作用は，一見，人間には好ましいものに思える面もあるが，乱用の繰り返しは依存を生み，依存に陥ると乱用が止まらず，結果的

表 4　覚せい剤精神病の類型比 [36]

類型	N	%
覚せい剤依存症のみ	3	1.3
覚せい剤急性中毒のみ	6	2.6
覚せい剤精神病	207	88.8
覚せい剤精神病のみ	155	66.5
覚せい剤精神病＋急性中毒	10	4.3
覚せい剤精神病＋残遺症候群	42	18.0
残遺症候群のみ	12	5.2
その他	3	1.3
分類不能	2	0.8
全体	233	100

に, 慢性中毒としての覚せい剤精神病に高率に陥る。

　覚せい剤精神病の類型と診断基準は, それぞれ表3及び表2の通りであるが, 筆者は, 覚せい剤精神病の特徴のひとつは, 止めどもない猜疑心の拡大にあると考えている。典型症例では, 家にいると「誰かに探られている」ような気に襲われ（注察念慮・妄想）, 自動車に乗っていても「どうも, つけられている」（追跡念慮・妄想）と気が気ではなく, 試みにホテルに泊まってみても事態は同じで, 目につく人は皆自分のことを知っており, 自分の良からぬ噂をしており（関係念慮・妄想）, 同時に「おまえは死ぬ」「殺される」などの幻聴が絶えず聞こえてきて, 眠ることすらできない状況に追い込まれる。その最たるものが包囲襲来妄想（状況）である。時に, ニュース画面で, 上半身裸になった男が, 屋根の上や電柱の最上部で, 包丁を振り回しながら, 意味不明の罵声を挙げながら, 見えない何かと戦っている映像を見ることがあるが, これがその典型である。本人は死にものぐるいで, 見えない敵と戦っているのである。これが町中で起きると, 「殺される前に殺すしかない」と, 「通り魔事件」に発展する。

　とにかく, 上記状況は本人にとって, 耐え難い状況であり, 自ら警察署に保護を求める事例が予想以上に多い。

第Ⅳ章　覚せい剤　99

(%)　　　　　　　　　　　　　　(%)
80 ─ 不安　　　　　　　　　　　80 ─

   ─ 焦燥，幻聴　　　　　　　　　 ─

70 ─ 易怒，被害妄想，情動障害　　70 ─

   ┌ 精神運動興奮，猜疑心
   └ 関係妄想

60 ─ 意欲減退，人格変化　　　　　60 ─

   ─ 周囲状況の誤認　　　　　　　 ─ 意欲減退

50 ─　　　　　　　　　　　　　　50 ─

   ┌ 知覚過敏，追跡妄想
   └ 注察妄想

40 ─ 幻視　　　　　　　　　　　　40 ─ 情動障害，人格変化

   ┌ 多弁，強迫的常同行為
30 ─└ 錯覚，恐怖症，発揚　　　　　30 ─

   ─ 心気症　　　　　　　　　　　 ─ 不安，焦燥

20 ─　　　　　　　　　　　　　　20 ─ 幻聴

   　　　　　　　　　　　　　　　 ─ 易怒，猜疑心

                                ┌ 心気症，関係妄想，被害妄想
10 ─ 爽快，多幸　　　　　　　　　10 ─└ 周囲状況の誤認
                                ┌ 発揚，錯覚，知覚過敏，恐怖症
                                │ 精神運動興奮，強迫的常同行動
 0 ─　　　　　　　　　　　　　　 0 ─└ 多弁，注察妄想

　　　　来院時症状存在率　　　　　　　　最終診断時症状残存率

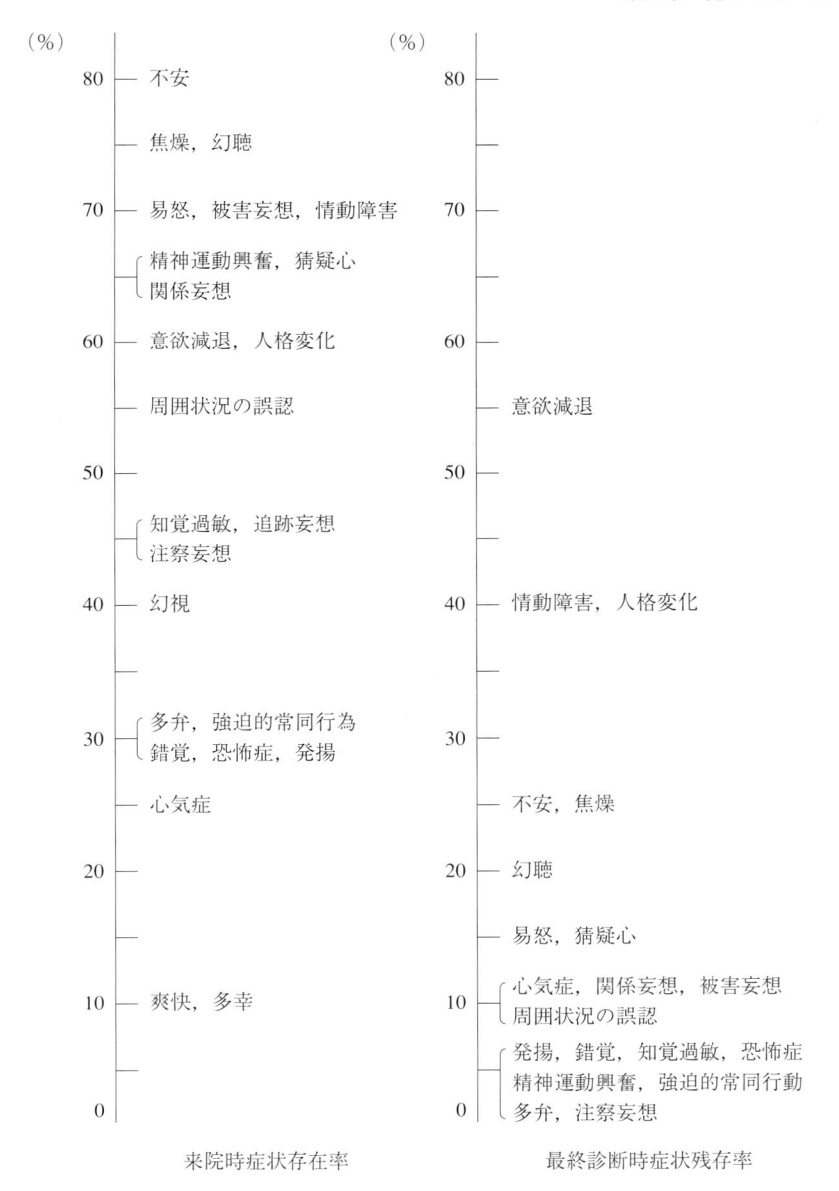

図 4　覚せい剤乱用の臨床症状　和田ら[36]を改変

以上のような幻覚・妄想は，抗精神病薬の投与により，その多くを「治す」ことができる。これ以上治療を進めても，さほどの改善は期待できないだろうと思われた時点での各症状を有する者の割合が，図4の最終診断時症状残存率である。ここでそれなりの者に残った「意欲減退」「情動障害」「不安」「焦燥」などが，残遺症候群（表3）の症状となっていく。

　しかも，図4の症状の「治り」具合は，覚せい剤乱用年数が5年以上の者では，5年未満の者に比べて，明らかに「治り」が悪い[36]。

2) 再燃準備性の亢進

　覚せい剤精神病は，覚せい剤という物質を体内に取り込むことによって発現する精神病である。したがって古典的ドイツ流には，外因によってもたらされた中毒性精神病と分類されてきた。そのためかどうかは定かではないが，外因としての覚せい剤が体外に排泄されれば，惹起されていた精神症状も自然に消えるという考え方が欧米には強い[3]。しかし，わが国での捉え方は，覚せい剤精神病は覚せい剤の長期使用中に生じた脳障害を基盤として発症する慢性中毒としての精神病であり，覚せい剤が体外に排泄されても，精神症状が自然消褪するとは限らず，遷延することもあり，「治った」と思われても，フラッシュバックを生むこともあり，基本的には再燃の準備性が亢進する病態であり，時には症状が固定的に遷延し，そのような症例では，精神分裂病との鑑別が困難な症例も少なくないというものである[29]。この見解の違いは未だに続いており，これまで以上に，日本側の研究成果を世界に出していく必要がある。

　図5は，覚せい剤精神病の発病と再発とを再燃準備性の亢進から説明した図である[16]。覚せい剤乱用の繰り返しの結果，発病すると，治療によって「治った」かに見えても（病態を表す線が「症状発現の閾値」以下になっても），「覚せい剤の使用前のレベル」までには戻っていないことがポイントである。発病を繰り返す度に，脳の「治り」は悪くなっていき，少量の覚せい剤使用でも再燃したり（逆耐性），飲酒等の他の依存性薬物の使用でも再燃

第Ⅳ章 覚せい剤 101

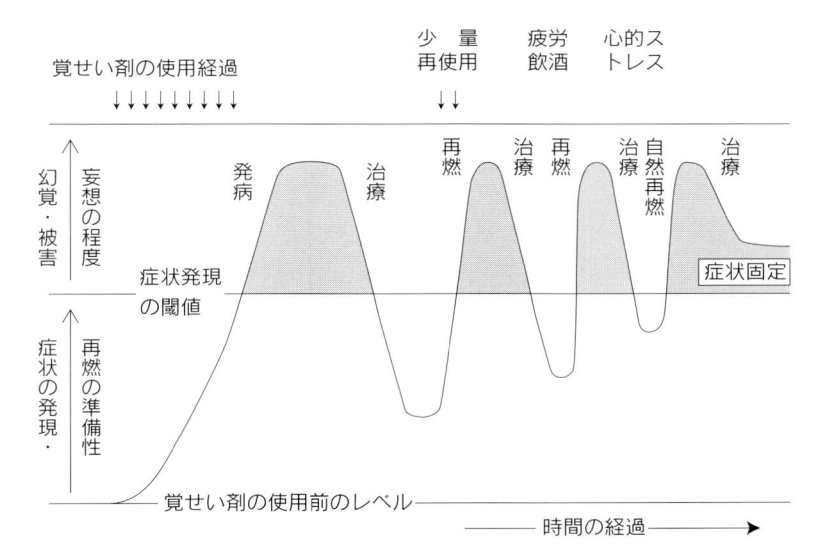

図5 覚せい剤精神病の発病と再発の模式図[16]

したり，疲労や非特異的ストレスでも再燃したりするのである。最も重篤な例では，症状が固定して「治らない」。

　覚せい剤精神病のフラッシュバックという用語は，すでによく知られる用語・事態となったが，フラッシュバックとは，本来，映画製作上の技法のひとつで，過去のある場面を瞬間的に再現・挿入する技法を言う。医学用語として用いる場合には，覚せい剤はもとより，他の依存性薬物をも使用していないにもかかわらず，非特異的ストレス等で症状が一過性に再現した場合に用いる（自然再燃）。

3）精神分裂病との異同

　幻覚・妄想状態を主症状とする覚せい剤精神病の臨床像は，精神分裂病のそれと鑑別困難なことがある。この問題は，第一次覚せい剤乱用期から今日まで続く重要問題のひとつである。

　表5に典型的な鑑別点を示した。この中でも，妄想内容と対人関係は重要

である。妄想内容は，福島[7]が「不安状況反応型」と称して，「その内容は乱用者の生きている状況（生活史，環境など）から発生的に了解可能であり，密接な意味連関をもつ」と論じたものが多く，対人関係では，立津ら[32]が「対人関係では打てば響くものが保たれている」と称した状態であることが多い。しかし，遷延例の中には鑑別が非常に困難な例が存在することも事実である。多くの臨床医は，多くの精神分裂病患者の中で小数の覚せい剤精神病患者を診るが，逆に，ほとんどが覚せい剤精神病患者である環境の中で小数の精神分裂病の患者を診ると，「不安状況反応型」「打てば響くもの」が

表5　精神分裂病と覚せい剤精神病との鑑別点[28]

	覚せい剤精神病	精神分裂病
覚せい剤使用歴	あり	なし
注射痕	多い	なし
他の薬物依存	多い	少ない
反社会的生活史（前科，非行，暴力団関係など）	多い	少ない
病前性格	精神病質（爆発，情性欠如，意志薄弱）	分裂気質
病像		
意識障害	まれにあり	なし
幻視	多い	少ない
猜疑心	著明	あり
妄想的意味付け	活発	あり
妄想内容	状況反応的	しばしば荒唐無稽
作為体験	主に被影響体験	狭義の作為体験
感情鈍麻	なし	あり
疎通性	保持	障害
対人反応	打てば響く	不関性
機転	保持	障害
経過	多くは一過性	多くは遷延

よくわかる。

4) 治療について

治療の基本は「第Ⅲ章, Ⅱ. 人体に対する害 5. 治療について」で述べた通りである。

ここでは, わが国で孤軍奮闘してきた感のある国立下総療養所での治療成績を紹介したい。

図6は再入院した36名の退院後再入院に至るまでの期間を示している。6カ月以内に51％の者が, 24カ月以内に93.7％の者が, 30カ月以内には98.4％の者が再入院している[11]。逆にこのことは, 3年間再入院しなければ, 再入院することはほとんどないことを示している。「石の上にも3年」である。

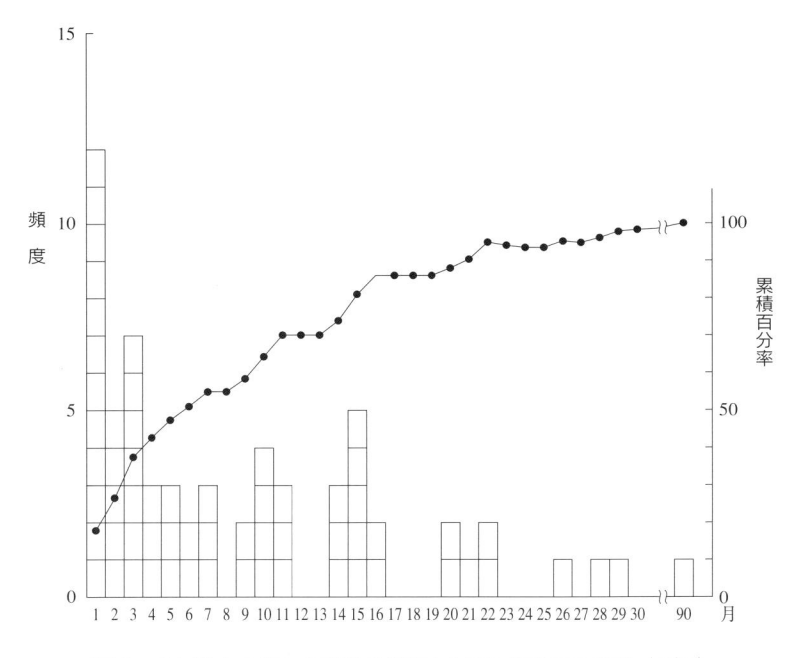

図6　2回以上入院した患者の退院から再入院までの期間（月）[11]

表6は同じ国立下総療養所にて治療した110名の覚せい剤精神疾患患者の予後である[15]。前述のように，状態が安定するまでには退院後3年以上はかかるため，あえて，退院後，3年以上経過した患者について調べてある。

「最近1年間に1回も使用していない」者が56.4％である。「社会生活適応群」も46.4％にのぼる。アルコール依存症の断酒率が，退院後2年後にはおよそ20％に収束する[30]ことと比較すると，予想以上に予後が良いのである。

このことは，多くの臨床医にとって，驚きかもしれない。国立下総療養所での治療論は，小沼による成書[14,16]を読んでいただきたい。

Ⅲ．合併症としてのHIV，C型肝炎

多くの国で，依存性薬物の静脈注射によりHIV感染が広がっている。その最大の理由は，他人との注射針の共有であるが，1990年～1995年のWHOヨーロッパ地域におけるAIDS患者の感染経路別割合では，注射による薬物乱用の割合が44％前後も占めている[5]。1988年のタイ・バンコックでは，注射による薬物乱用者間でのHIV感染率が，わずか9ヵ月間で，1％から30％以上に激増した[42]。

幸いわが国では薬物乱用・依存者のHIV感染はほとんどない。しかし，C型肝炎は深刻である。表7は国立下総療養所に1年間に入院した薬物関連疾患患者におけるHIV，C型肝炎の感染率である[40]。覚せい剤関連疾患患者のC型肝炎感染率はアルコール関連疾患患者の実に21倍なのである。これは注射針の他人との共有と入れ墨による。表7の覚せい剤関連疾患患者では，他人との注射針の共有経験者は77.7％であり，35.9％の者に入れ墨があった[40]。

薬物依存者におけるHIV感染はとにかく深刻である。そこで登場した政策がヨーロッパを中心としたハーム・リダクション（harm reduction）である。

そもそも，欧米ではアヘン系麻薬依存患者に対して，アゴニストであるメサドン（ヘロインよりは薬理作用が弱い合成麻薬）を国家が無料で与えるメ

表6 覚せい剤精神疾患の治療成績 [15]

調査年月日：1990年7月1日
退院後経過年数：3年〜8年（平均5.5年）
退院した期間：1982年7月1日〜1987年6月30日
延総数：143名（うち女性8名）
実数：110名（うち女性6名）

1. 現在の覚せい剤依存の程度

程度	症例数	（百分率）
1．死亡	12	（ 10.9）
2．刑務所服役中	5	（ 4.6）
3．精神病院入院中	7	（ 6.4）
4．最近1年間に1回も使用しない	62	（ 56.4）
5．最近1年間に1回以上使用した	2	（ 1.8）
6．最近1カ月間に1回以上使用した	0	（ 0.0）
7．最近1カ月間に20回以上使用した	1	（ 0.9）
8．不明	21	（ 19.1）
合計	110	（100.0）

2. 社会生活適応状況

程度	基準	症例数	（百分率）
A．社会生活適応群			
1．良好群	正業に就いて，殆ど休まず仕事に行き，生計は自分でまかなっている。	32	（ 29.1）
2．やや良好群	仕事が安定しないか，正業でない職業についているが，生計はほぼ自分でまかなっている。	19	（ 17.3）
B．社会生活不適応群			
3．やや不良群	時々仕事に行くが長続きせず，家族や親戚に殆ど生計の面倒を見られている。精神科外来通院中の者の多くはこの群に含まれる。	17	（ 15.5）
4．不良群	全く仕事をせず，生活扶助を受給中である。あるいは精神病院に入院中であるか，刑務所に服役中である。	12	（ 10.9）
5．不明		18	（ 16.4）
6．死亡		12	（ 10.9）
合計		110	（100.0）

3. 現在の精神状態

状態	内容	症例数	（百分率）
1．異常なし	普通の人と変わらない。	47	（ 42.7）
2．神経症様状態	幻覚妄想はないが，疲れやすく夜間不眠，心気的状態，不安状態などを訴える。	16	（ 14.6）
3．精神病状態	種々の程度の慢性幻覚や妄想を有する。	16	（ 14.6）
4．不明		19	（ 17.3）
6．死亡		12	（ 10.9）
合計		110	（100.0）

表 7 薬物関連疾患患者におけるHIV, C型肝炎の感染率 [40]

ICD-10	アルコール（F10.X）	有機溶剤（F18.X）	覚せい剤（F15.X）
人数	18	38	39
HIV抗体（Ⅰ／Ⅱ）	0	0	0
HBs抗原	1	1	1
HBs抗体	4（22.2%）	3（7.9%）	10（25.6%）
OR（95%CI）	1.0	0.3（0.04－1.89）	1.2（0.27－5.58）
HCV抗体	1（5.6%）	7（18.4%）	21（53.8%）
OR（95%CI）	1.0	3.8（0.40－∞）	19.8（2.33－∞）

OR：オッズ比　CI：信頼区間

サドン療法を行ってきた歴史がある。麻薬依存者に国家が麻薬を提供する政策であり，日本人から見れば奇異に感じられるであろう。筆者はこの政策自体，ハーム・リダクションだと考えている。このような政策が社会的に認知される根底には，規制薬物といえども，自己使用は個人の権利であるという考え方が社会の根底に根強くあるからであろうと推定している。

そのような原則のもとで生まれる考え方とし，使うなら個人にとって害がより少ない方法で使うべきであり，他者には迷惑がかからないように使うべきであるという流れが出ても不思議ではない。これがハーム・リダクションの考え方である[39]。

このハーム・リダクションの流れが顕著になった背景には，世界的なHIV感染の拡大がある。薬物乱用者は，最終的には注射による薬物使用に及ぶことが多く，その際，他人の使った針を再使用（共有）することが多い。結果として，多くの国で薬物使用者間でのHIV感染が爆発的に増加した。そこで生まれたのが，喫煙者のための喫煙場ならぬニードル・パーク（needle park）であり，注射針無料配布プログラム（needle exchange program）である。ニードル・パークとは，薬物乱用者に解放（黙認，認可）された薬物乱用場であり，注射針無料配布プログラムとは，薬物乱用者に未使用の注射針を無料配布する活動・政策である。このプログラムを1987年11月から世

界に先駆けて導入したスイス・チューリッヒ駅近くのPlatzspitz (「とんがり広場」とでも言おうか?) は，歴史上，特に有名である。1989年7月には，毎日平均6,300の注射器が配られ，同月に無料で配られた注射器＋注射針の総数は189,000を記録している[8]。しかし，その後，このPlatzspitzは，薬物使用に限らず，あらゆる犯罪の温床となり，1991年10月16日に閉鎖された。しかし，現在でも，ヨーロッパにはニードル・パークは存在し，注射針無料配布プログラムは世界の至る所で実施されている。1998年現在，スイスでは，2回分の注射セットが自動販売機で売られており，料金は3フランである（写真3，4）。以上のようなハーム・リダクション・プログラムが，HIV感染の拡大を防ぐ有力手段として，世界の至る所で実施されているのが現実である。

　筆者には，このハーム・リダクション政策が本末転倒に思えてしょうがない。しかし，HIV感染がある程度広がってしまうと，本末転倒でも，ハーム・リダクションを導入せざるを得ない危険性をHIV感染は秘めている事実も認めざるを得ない。幸いわが国は，社会全体でのHIV感染率が低いため

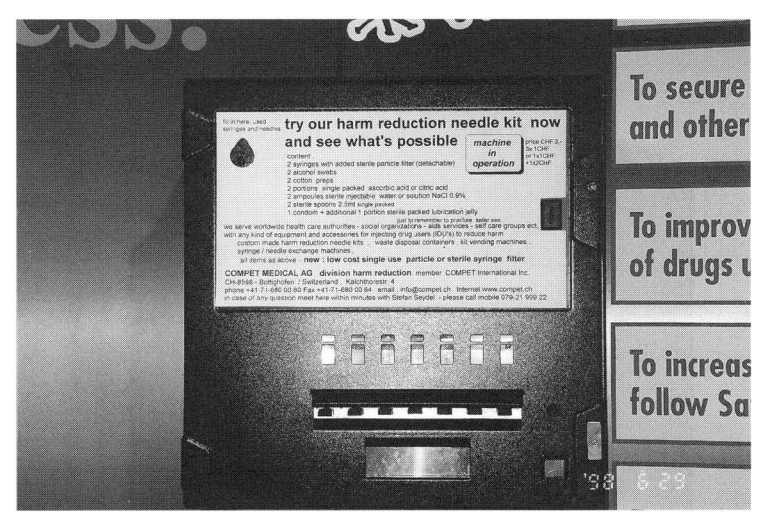

写真3　スイスの注射セット自動販売機

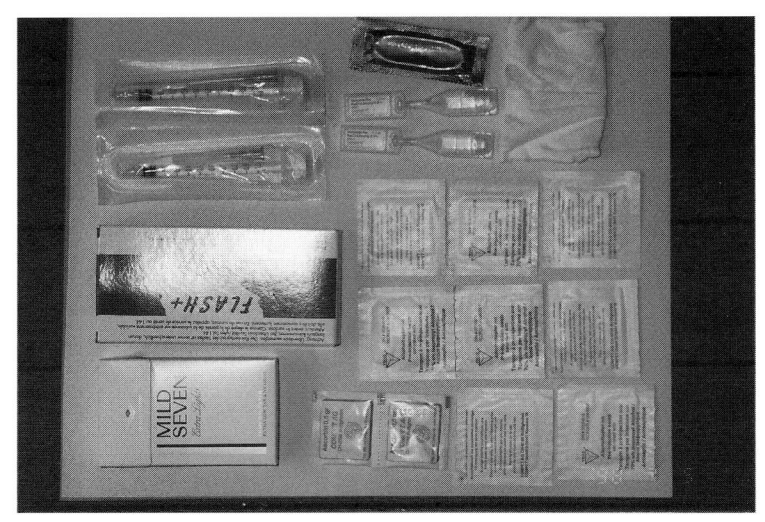

写真 4 自動販売機で買える注射器セットの内容

に，注射による薬物乱用者間でのHIV感染率も低いのだが，一旦，薬物乱用者間でHIV感染が広がり始めると，注射針の高い共有率により，一気に拡大してしまう恐れがある．極めて重大な問題である．そのためにも，本質的に，薬物乱用を廃絶する必要がある．

Ⅳ．なぜ覚せい剤を乱用するのか？

1．なぜ乱用を始めるのか

　覚せい剤の急性薬理効果には，確かに気分を高揚させ，覚醒度を高め，食欲を低下させ，快体験をもたらす作用がある（表1）．しかし，乱用の繰り返しは依存を生み，依存にもとづく乱用の繰り返しの中から，慢性中毒としての覚せい剤精神病が発生する．その恐怖をいくつかの惨事・事件は教えてくれる．しかし，それでも覚せい剤乱用に手を出す者が後を絶たない．どうしてなのか？　その理由を233人の覚せい剤関連精神疾患患者について調べた調査結果[36]から考えてみたい．

表8は，覚せい剤初回乱用年齢を示している。20歳代が全体の47.2％と半数近くを占め，15～19歳が26.2％と第2位である。両者では73.4％にもなる。

表9は，覚せい剤初回乱用理由である。55％の者が「誘われて」始めており，同時に43％の者が「好奇心」から始めている。また，別の調査では65％が「誘われて」，43％が「刺激を求めて」，41％が「快感を求めて」，覚せい剤乱用を始めていた[37]。しかも，その際，覚せい剤の初回乱用に導いた人は，表10に示すとおりであり，男性では「同性の友人」「知人」が多く，女性では「夫」「異性の友人」が多いことがわかる。

以上の結果は，年齢層こそ違え，有機溶剤の初回乱用時とほとんど同じである。しかも，覚せい剤の場合には，誘った人の54.6％は暴力団関係者であり（表11），その結果，図7に示したように，補導・逮捕される者が有機溶剤の場合以上に，明らかに増加している。しかも，原因か結果かは明らかで

表8 覚せい剤初回乱用年齢 [36]

年齢	人	％
15歳未満	1	0.4
15～19歳	61	26.2
20～24歳	73	31.3
25～29歳	37	15.9
30～34歳	27	11.6
35～39歳	18	7.7
40～44歳	8	3.4
45～49歳	1	0.4
50～54歳	1	0.4
不明	6	2.6
全体	233	100

平均24.4±7.3歳

表9 覚せい剤初回乱用理由 [36]

動機	人	％
誘われて	127	54.5
好奇心	99	42.5
刺激を求めて	18	7.7
自ら	18	7.7
強制されて	10	4.3
やけになって	4	1.7
その他	8	3.4
不明	40	17.2
全体	233	100

複数回答

はないが，高学歴社会と言われるわが国にあって，彼らの学歴は非常に低い（表12）。

さらに，「第Ⅲ章，Ⅳ．乱用薬物には順番がある」で述べた延長だが，有機溶剤の乱用経験が覚せい剤乱用への門戸を開いている可能性が高い。表13は，233人中，覚せい剤乱用開始前に，何らかの依存性薬物の乱用経験がある者について，どのような依存性薬物の乱用経験があるかを調べたものだが，有機溶剤乱用経験者が64.7％もいた[36]。

以上の結果は，覚せい剤乱用開始に果たす交友関係の重要性を改めて教えてくれる。

表10 覚せい剤初回乱用に導いた人 [36]

誘った者	男性	女性	不明	全体
同性の友人	74 (37.8)	4 (11.8)	2 (66.7)	80 (34.5)
知人	33 (16.8)	5 (14.7)	1 (33.3)	39 (16.7)
密売人	21 (10.7)	1 (2.9)	0 (0)	22 (9.4)
夫	—	8 (23.5)	0 (0)	8 (3.4)
異性の友人	1 (0.5)	7 (20.6)	0 (0)	8 (3.4)
同棲相手	0 (0)	4 (11.8)	0 (0)	4 (1.7)
その他	12 (6.1)	2 (5.9)	0 (0)	14 (6.0)
不明	55 (28.1)	3 (8.8)	0 (0)	58 (24.9)
全体	196 (100)	34 (100)	3 (100)	233 (100)

表11 覚せい剤初回乱用に導いた人の職業 [36]

誘った者	男性	女性	不明	全体
暴力団関係者	104 (53.1)	20 (58.8)	3 (100)	127 (54.6)
定職にない者	14 (7.1)	0 (0)	0 (0)	14 (6.0)
水商売・接客業者	8 (4.1)	2 (5.9)	0 (0)	10 (4.3)
暴力団と関係のない職にある者	6 (3.1)	2 (5.9)	0 (0)	8 (3.4)
その他	4 (2.0)	1 (2.9)	0 (0)	5 (2.1)
不明	60 (30.6)	9 (26.5)	0 (0)	69 (29.6)
全体	196 (100)	34 (100)	3 (100)	233 (100)

第Ⅳ章　覚せい剤　*111*

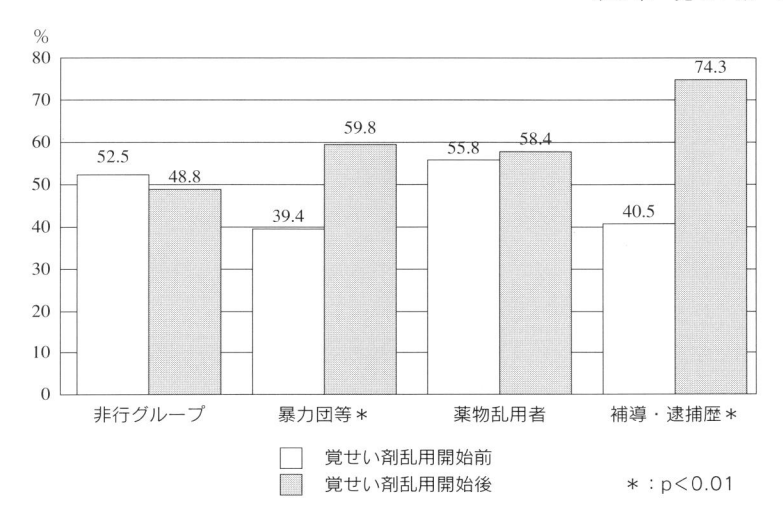

図7　覚せい剤乱用開始による交友関係等の変化 [37]

（棒グラフ：非行グループ 52.5 / 48.8、暴力団等* 39.4 / 59.8、薬物乱用者 55.8 / 58.4、補導・逮捕歴* 40.5 / 74.3。□覚せい剤乱用開始前　■覚せい剤乱用開始後　*：p<0.01）

表12　覚せい剤関連精神疾患患者の学歴 [36]

学歴	人	%
小学校	4	1.7
中学校	115	49.4
高等学校	88	37.8
専門学校	4	1.7
短期大学	1	0.4
大学	12	5.2
その他	9	3.8
全体	233	100

表13　覚せい剤乱用以前の依存性薬物乱用歴 [36]

薬物の種類	人	%
有機溶剤	77	64.7
アルコール	34	28.6
大麻	10	8.4
睡眠薬	6	5.0
鎮咳薬	5	4.2
鎮痛薬	4	3.4
マイナートランキライザー	1	0.8
その他	10	8.4
特定できず	3	2.5
全体	119	100

複数回答

2. なぜ使い続けるのか

 以上のような理由から，覚せい剤の乱用は始まるが，それでは，何を求めて使い続けるのであろうか？

 表14は前述の233人についての調査結果であるが，「快感を求めて」(39.1％)，「眠気をとるため」(28.3％)，「疲労をとるため」(17.2％) 使い続ける者が多い。これらは，覚せい剤のもつ急性薬理効果から考えると，一見，理にかなっているのだが，乱用の繰り返しは依存を生み，依存にもとづく乱用の繰り返しの中から，慢性中毒としての覚せい剤精神病が発生する事実を忘れてはならない。

 依存が進行すると，耐性にもとづき，いくら覚せい剤を使用しても，快体験は生じなくなる。しかし，それでも，渇望（craving）に駆り立てられて，ひたすら覚せい剤を追い求める，覚せい剤のための人生が始まる。依存者に「なぜ覚せい剤を使い続けるのか？」と聞いたところで，依存者自身答えに窮することがほとんどである。それが依存である。そして，そのような者の中から，覚せい剤精神病になる者が出る。

表14 覚せい剤乱用を続ける理由 [36]

理由	人	％
快感を求めて	91	39.1
眠気をとるため	66	28.3
疲労をとるため	40	17.2
性的快感増強のため	23	9.9
その他	17	7.3
不明	95	40.8

複数回答

文　献

1) Angrist, B., Corwin, J., Bartlik, B., Cooper, T.: Early Pharmacokinetics and Clinical Effects of Oral d-amphetamine in Normal Subjects. Biol Psychiatry 22 ; 1357-1368, 1987.
2) Beckett, A.H.: Rowland, M.: Urinary excretion of methamphetamine in man. Nature 206 ; 1260-1261, 1965.
3) Connel, P.H.: Amphetamine Psychosis. Chapman & Hall, London, 1958.
4) Edelemo L.: Synthesis of 2-phenylisopropylamine. Ber 20 ; 618-621, 1887.
5) European Centre for the Epidemiological Monitoring of AIDS. HIV/AIDS Surveillance in Europe; Quartely Report 46 ; 2-18, 1995.
6) Fischman, M.W.: Amphetamine. Encyclopedia of Drugs and Alcohol, Vol. I, Edited by Jaffe, J.H., Maclillan Library Reference USA, New York, pp. 105-109.
7) 福島　章：犯罪心理学研究Ⅰ．金剛出版，東京，pp.9-27, 1977.
8) Huber, C.: Needle Park : What can learn from the Zurich experience?/ Addiction 89 ; 513-516, 1994.
9) Kalant, H., Kalant. O.J.: Death in amphetamine users : Causes and rates. Can Med Assoc J 112 ; 299-304, 1975.
10) 加藤正明：正常とは何か．読売新聞社，東京，1982.
11) 小沼杏坪：覚醒剤中毒の治療．臨床精神医学 10 ; 1241-1249, 1981.
12) 小沼杏坪：覚せい剤中毒の多面的臨床的類型．精神神経誌 86 ; 315-339, 1984.
13) 小沼杏坪：第8章覚せい剤依存．Ⅱ．臨床の立場から．2. 覚せい剤精神疾患の分類と定義．薬物依存（編著：佐藤光源，福井進）．世界保健通信社，大阪，pp.100-110, 1993.
14) 小沼杏坪：第Ⅱ部薬物依存症の治療．1. 薬物依存症の治療ガイドライン．薬物依存症（福井　進，小沼杏坪　編）．金剛出版，東京，pp.63-76, 1996.
15) 小沼杏坪：薬物依存症の治療・処遇体制．日本アルコール・薬物医学会誌 33 ; 603-612, 1998.
16) 小沼杏坪：Ⅱ覚せい剤依存と関連精神障害．C治療．臨床精神医学講座 8「薬物・アルコール関連障害」．中山書店，東京，pp.236-253, 1999.
17) 厚生省覚せい剤中毒者対策に関する専門家会議：第2章覚せい剤精神疾患の診断方法について．昭和60年度覚せい剤中毒者総合的対策研究報告書．pp.71-82.
18) 栗原　久，田所作太郎：Ⅳ覚せい剤の薬理作用．依存性薬物情報シリーズ No2「覚せ剤」．依存性薬物情報研究班．pp.51-71, 1988.

19) 黒岩幸雄：毛髪，爪，皮膚への異物の排泄．香粧会誌 11；279-282，1987.
20) 森本浩司，昆　啓之，和田　清：Rhabdomyolysis から腎不全を来した急性覚せい剤中毒の1例．臨床精神医学 19；1389-1395，1990.
21) 諸橋芳夫：太平洋戦争余話．全国自治体病院協会雑誌．第255号，1989年8月号，p11.
22) 長井長義：漢薬麻黄成分研究成績（続）．薬誌 13；901-913，1893.
23) 中原雄二：II 覚せい剤とは，依存性薬物情報シリーズ No2「覚せい剤」．依存性薬物情報研究班，pp.3-17，1988.
24) Nakahara, Y. Takahashi, K. Shimamine, M. et al : Determination of methamphetamine and amphetamine in hair by stable isotope dilution GC/MS method. J Forensic Sci 36 ; 70-78, 1991.
25) 中谷陽二，加藤伸勝，山田秀世，岩波明，藤森英之：覚せい剤精神病のせん妄と錯乱—症候学的検討—．臨床精神医学 20；1937-1944，1991.
26) 佐藤光源，柏原健一：覚醒剤精神病—臨床と基礎—．金剛出版，東京，pp.215，1986.
27) 佐藤光源：2．人における作用．依存性薬物情報シリーズ No2「覚せい剤」．依存性薬物情報研究班．pp.72-82，1988.
28) 佐藤光源：第8章覚せい剤依存　II．臨床の立場から．5．覚せい剤精神病．薬物依存（編著：佐藤光源，福井　進）．世界保健通信社，大阪，pp.110-117，1993.
29) 佐藤光源，松本和紀：II 覚せい剤依存と関連精神障害．B．症状・経過・診断．臨床精神医学講座8「薬物・アルコール関連障害」．中山書店，東京，pp.222-235，1999.
30) 鈴木康夫：アルコール症者の予後に関する多面的研究．日本精神神経学雑誌 84；243-261，1982.
31) 田所作太郎：薬物と行動—こころとくすりの作用．ソフトサイエンス社，東京，pp.198-200，1980.
32) 立津政順，須藤彰夫，藤原　豪：覚醒剤中毒．医学書院，東京，1956.
33) 東里兼充，稲垣智一，藤森英之，熊倉徹雄，米澤洋介，飛鳥井　望，比嘉晴美，浜元純一，下田徹也，加藤　寛，白井　豊：精神科救急における Rhabdomyolysis—高 CPK 血症と急性腎不全—．精神医学 32；881-889，1990.
34) 氏家　寛：III．成因論　A．生物学的側面　A-1．神経化学的側面．臨床精神医学講座8「薬物・アルコール関連障害」．中山書店，東京，pp.55-73，1999.
35) 和田　清，沼沢　聡，黒岩幸雄，福井　進：陰毛から覚せい剤を検出し得た覚せい剤精神病の1鑑定例．臨床精神医学 18；1683-1691，1989.

36) 和田　清，福井　進：覚せい剤精神病の臨床症状―覚せい剤使用年数との関係―．アルコール研究と薬物依存 25；143-158，1990．
37) 和田　清，福井　進：薬物依存の発生因をめぐって．精神医学 33；633-642，1991．
38) 和田　清，小沼杏坪，永野　潔，他訳：コカイン．星和書店，東京，1991．
39) 和田　清：米国における多剤乱用の現状―コカインを中心に―．アルコール依存とアディクション 11；121-131，1994．
40) Wada, K., Greberman, S.B., Konuma, K., Hirai, S.: HIV and HCV Infection among Drug Users in Japan. Addiction 94；1063-1070, 1999.
41) 和田　清：G．中毒性精神病．臨床精神医学講座第17巻「リエゾン精神医学・精神科救急医療」，中山書店，東京，pp.398-408，1999．
42) Weniber, B.G., Limpakarnjanarat, K., Ungchusak, K. et al.: Epidemiology of HIV infection and AIDS in Thailand, AIDS 5, Suppl 2：S71-S85, 1991.

第Ⅴ章

その他の依存性薬物

1. 睡眠薬・抗不安薬（ベンゾジアゼピン系薬物）

　ベンゾジアゼピン系薬物は，大脳辺縁系や視床下部に作用し，抗葛藤作用，鎮静・馴化作用，筋弛緩作用，抗けいれん作用，睡眠誘発・増強作用，健忘誘発作用などを発現し，わが国では麻薬及び向精神薬取締法のもとで向精神薬として管理されている医薬品である。マイナートランキライザーとも呼ばれる。

　薬物ごとの各作用の強弱，作用時間の長短により，抗不安薬（表1），睡眠薬（表2），抗けいれん薬として使われることが多く，時には麻酔薬とし

表1　代表的なベンゾジアゼピン系抗不安薬

ベンゾジアゼピン系
クロルジアゼポキシド（コントール，バランス）
ジアゼパム（セルシン，ホリゾン）
クロキサゾラム（セパゾン，エナデール）
オキサゼパム（ハイロング）
オキサゾラム（セレナール）
メダゼパム（ノブリウム，レスミット）
ブロマゼパム（レキソタン，セニラン）
ロラゼパム（ワイパックス）
プラゼパム（セダプラン）
フルジアゼパム（エリスパン）
クロラゼプ酸二カリウム（メンドン）
メキサゾラム（メレックス）
アルプラゾラム（コンスタン，ソラナックス）
フルタゾラム（コレミナール）
フルトプラゼパム（レスタス）
ロフラゼプ酸エチル（メイラックス）
チエノジアゼピン系
クロチアゼパム（リーゼ）
エチゾラム（デパス）
セロトニン作動性
クエン酸タンドスピロン（セディール）

（　）内は代表的な商品名

ても使われる。

かつて，睡眠薬として，バルビツール酸系薬物が使われた時代があった。しかし，バルビツール酸系薬物は大脳皮質や脳幹網様体賦活系を抑制するのみならず，呼吸中枢や血管運動中枢をも抑制するために，大量使用により生命的危機が惹起されたり，耐性・依存形成能が高く，中断による離脱症状が激しいという使い辛さがあった。また，抗不安薬としては，メプロバメイトが使われた時代もあったが，この医薬品は依存性が強く，1950年代後半には青少年の間で乱用され，社会問題化したこともあった。

一方，ベンゾジアゼピン系薬物は，大脳辺縁系や視床下部に作用し，自然に近い睡眠をもたらし，大量服用しても，生命的危険に陥ることはほとんどなく，耐性・依存形成能も比較的弱く，離脱症状もさほど問題にならない。そのため，1960年代以降は，より安全域が広く，耐性が生じにくく，依存性が弱い上に，広範囲な症状に有効性を示すベンゾジアゼピン系薬物が使われるようになった。1996年には，ベンゾジアゼピン系薬物とは異なったセ

表2 主なベンゾジアゼピン系睡眠薬 [11]

分類	一般名	商品名	半減期（時間）
超短時間型	ゾピクロン*	アモバン	3〜4
	トリアゾラム	ハルシオン	4
短時間型	ブロチゾラム**	レンドルミン	7
	ロルメタゼパム	ロラメット	10
	リルマザホンHCL	リスミー	10
中間型	ニトラゼパム	ベンザリン，ネルボン	21〜25
	ニメダゼパム	エリミン	21
	エスタゾラム	ユーロジン	24
	フルニトラゼパム	サイレース，ロヒプノール	15
長時間型	フルラゼパム	ダルメート	47〜100
	ハロキサゾラム	ソメリン	42〜123

（*シクロピロロン系，**チエノトリアゾロジアゼン系も含む）

ロトニン作動性抗不安薬が登場したが，主役はあいかわらずベンゾジアゼピン系薬物である。

医薬品の作用は，症状に有効に働くと同時に，時には好ましくない作用（副作用）として働くこともある。この副作用は，薬物の種類・量および患者の年齢などによって，必ずしも一様ではない。代表的な副作用としては表3のようなものがあげられる。

また，長期間にわたる服用者の中には，薬をやめようとするとかえって不安になったりし，結果的にやめられないことがある。これを常用量依存[6]あるいは臨床用量依存[16]と言う。このような場合，医師の指示に従って使用している限り，あえて薬をやめるよりは内服し続けた方が不安もなく，社会生活が円滑に続くのが現状である[16]。また，それによって精神的あるいは身体的に不都合を来すことはまずない。いずれにしても，最も大切なことは，医師とよく相談をし，医師の指示に従って使用することである。

また，ベンゾジアゼピン系薬物の各作用は飲酒により影響を受けることが多く，副作用が出やすくなる。ベンゾジアゼピン系薬物を服用している時には，飲酒を控えめにすることも重要である。

ベンゾジアゼピン系薬物の作用は以下の通りである。

1) 抗コンフリクト作用（抗葛藤作用）

不安，緊張，焦燥感，恐怖などをやわらげる効果があり，抗不安薬に利用

表3　ベンゾジアゼピン系抗不安薬でみられる代表的な副作用

---
1. 精神運動機能の低下
   精神作業能力・注意力・集中力・反射運動能力の低下
2. 眠気，ふらつき，めまい，倦怠感，脱力感
3. 排尿障害
4. 健忘

　ごくまれに，呼吸抑制（大量使用ないしは高齢者の場合）や奇異反応（易刺激的となり，不安・焦燥・攻撃性・興奮が増強したり，多動になる）が認められることがある。

される。

2）鎮静・馴化作用

興奮や攻撃性を抑制する作用があり，抗不安薬に利用される。

3）筋弛緩作用

骨格筋の緊張を低下させる作用があり，ふらつき，脱力感，倦怠感等の副作用として認められることがある。医薬品の効果としては必ずしも好ましい作用ではないが，この効果を利用して，腰痛，肩こりなどに利用されることがある。

4）抗けいれん作用

けいれんを抑制する作用があり，てんかんの治療薬として使われる薬物もある。

5）睡眠誘発あるいは増強作用

睡眠を誘発したり，眠りを深くする作用が睡眠薬として利用される。この作用のために，ベンゾジアゼピン系薬物を内服すると，時に眠気，倦怠感がみられることがある。相当大量を服用しても麻酔状態に入ることはほとんどない。

6）健忘誘発作用

一過性の健忘が生じることがある。基本的には内服量が重要である。医師の指示に従うことが重要である。

このようにベンゾジアゼピン系薬物は臨床にはなくてはならない薬物ではあるが，乱用され，依存者が出るのも事実である。時に乱用などがマスメディアを騒がすことはあるが，1998年の「薬物関連精神疾患全国精神病院調査」[23]によれば，睡眠薬使用・乱用が精神障害の主原因とされた症例は910例中56例（6.2％）（ベンゾジアゼピン系薬物以外のものも含む），抗不安薬が12例（1.3％）であり，概ね良好に管理されていると考えられる。

ただし，1989年の「薬物関連精神疾患全国精神病院調査」[39]によれば，睡眠薬関連患者では，睡眠薬使用開始前から友人・知人に医療関係従事者がい

る者の割合が31.4％と，他の依存性薬物関連患者より特異的に高い（図1）。これは，薬物の入手可能性に関わる問題であり，医療関係従事者の注意が必要である。

また，一時期，ハルシオン（トリアゾラム）が「アップジョン」などと称されて，その乱用が社会問題化した時期もあるが，作用時間以外，トリアゾラムが本質的に特異的な作用を持っているとは考えられず[15]，一旦，乱用者間で有名を馳せると，ブランド化する傾向がある。依存者数から見れば，シェアの高い商品ほど依存者も多い傾向にある[38]。これも入手可能性に関係する問題である。

ベンゾジアゼピン系薬物の依存者は，同時にいくつかの病院を受診することによって，薬物の入手を図ることがあり（ドクター・ショッピング），違法薬物と違って，入手可能性を断つことが難しく，その分，依存からの脱却も困難なことが少なくない。どういうわけか，エリミンが「赤玉」[注]と称されて，乱用者間でそれなりの人気がある。[注] ベゲタミンA（クロルプロマジン，プロメタジン，フェノバルビタールの合剤）を「赤玉」と称する者もおり，これも乱用者間でそれなりに人気がある。

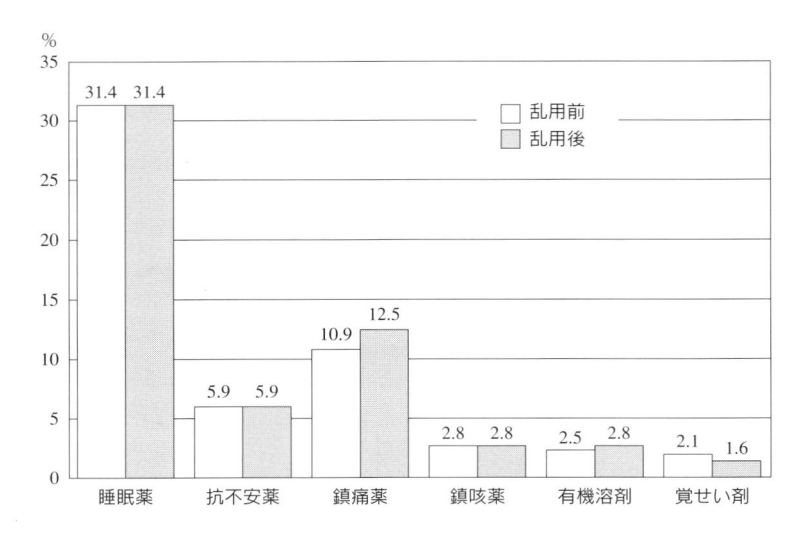

図1 原因薬物ごとの友人・知人に医療関係従事者がいる者の割合 [39]

2. 鎮咳薬

鎮咳薬とは文字通り「咳止め」である。基本的には，数種類の薬物による混合薬であり，液体，シロップ，錠剤とがある。1980年代には，その中でも，ブロンという商品名をもつ鎮咳薬を中心に，症例報告が出始めた。

症例報告は，幻覚妄想状態を呈したもの[28,32]と気分（感情）障害[41]を呈したものに分けられる。村崎ら[17]は，その両型の特徴を表4のようにまとめている。

この鎮咳薬の乱用・依存は，混合薬の乱用・依存に関して，興味深い知見を教えてくれる。

乱用されたものは，ブロンに限るわけではないが，睡眠薬でのハルシオン同様，「ブロン」が乱用者間でのブランド名となった。表5は主な鎮咳薬の成分である。基本的にはジヒドロコデイン（dihydrocodeine），メチルエフェドリン（methylephedrine），クロルフェニラミン（chlorpheniramine），カフェイン（caffeine）の混合薬である。ジヒドロコデインには鎮咳作用があり，麻薬性鎮痛薬に分類されるが，依存性がモルヒネなどより弱く，その分，規制も緩い。メチルエフェドリンは交感神経様作用を示し，気管支を拡張して呼吸困難を改善する。クロルフェニラミンは抗ヒスタミン薬で，気管

表4　「ブロン」による精神症状の特徴 [17]

	分裂病型	感情障害型
症状	幻聴，関係妄想 被害妄想	感情易変，いらいら
退薬症候	自律神経症状（−）〜（±） 痙攣（−）	自律神経症状（＋） 痙攣（＋）
症状出現までの期間	比較的短期 （数カ月〜1年）	比較的長期 （2〜3年）
経過	比較的早く消失	比較的長く持続

表5 主な鎮咳薬の成分

	エスエス ブロンW液	エスエス ブロン錠	エスエスブロン 液エース	新トニン 咳どめ液
ジヒドロコデイン	30mg	30mg	30mg	30mg
メチルエフェドリン	60mg	50mg	—	75mg
クロルフェニラミン	12mg	8mg	12mg	12mg
カフェイン	62mg	90mg	62mg	62.5mg
	30ml中	12錠(大人1日量)中	30ml中	30ml中

支の炎症を抑える作用がある。カフェインは平滑筋弛緩作用により気管支を拡張して呼吸を楽にする。

まず検討されたことは,精神症状を引き起こした原因薬物(責任薬物)はどれかという検討である[29]。現状では幻覚妄想状態にはメチルエフェドリンが最も疑われており,感情障害にはコデインが疑われているが,同時に,それぞれに対するカフェインの相互作用も疑われている[9]。1989年を境に,ブロンの製造元であるS社は,一部の製品から覚せい剤の原料にもなるメチルエフェドリンを抜いた。

つぎに依存性惹起の責任薬物である。各成分の個々での依存惹起性は,動物実験ではジヒドロコデイン以外は認められず,臨床上問題はないとされていた。ところが現実には乱用者が出,依存例が報告され始めたのである。その後なされた動物実験によれば,抗ヒスタミン薬のクロルフェニラミンがドーパミン系神経を介してジヒドロコデインの報酬効果を著明に増強する(依存性を高める)ことがわかった[7,31]。

混合薬の場合,相互作用により,個々の単剤では認められなかった事態が出現したり,あるいは作用が増強されたりすることがあり,注意が必要である。特に,アヘン系麻薬に分類される薬物と抗ヒスタミン薬との組み合わせは依存性を増強し易く,注意を要するらしい。

「薬物関連精神疾患全国精神病院調査」[23]によれば,1987年〜1996年の間,鎮咳薬が精神障害の主原因とされた症例は,1994年の4.8％を最高に,2.3％

～3.4％と横這い状態にあり，1998年では2.7％で，併用薬物として乱用経験のある症例の割合も3.2％であった。前述のように，成分上の問題はあるが，一旦「ブロン」というブランド名を得てしまうと，その成分に関係なく，乱用する人間がそれなりにいるような印象を持つ。

図2～4は，鎮咳薬乱用開始による交友関係の変化を示している。乱用開始前より何らかの薬物乱用者と何らかの関係を持っていた者が44.4％と有機溶剤関連患者，覚せい剤関連患者についで多く（図2），非行グループと何らかの関係を持っていた者も19.4％と同じく高いが（図3），暴力団関係者と何らかの関係を持っていた者は認められていない（図4）。このことは，鎮咳薬は医薬品でありながらも，交友関係から見ると違法薬物グループに近く，それでいて，有機溶剤関連患者や覚せい剤関連患者とは層が違うことを意味している。

経験的に，鎮咳薬乱用・依存者の家庭は経済的にそれなりに豊かな家庭が多い。その分，本人自身が止める気になれば，有機溶剤や覚せい剤の多くの乱用・依存者と違って，家族などのサポート体制が取りやすいケースが多い

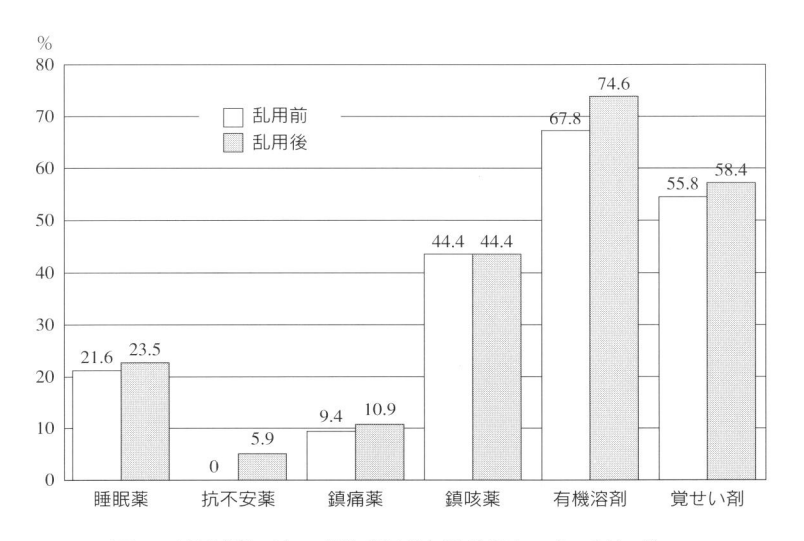

図2 原因薬物ごとの薬物乱用者と関係がある者の割合 [39]

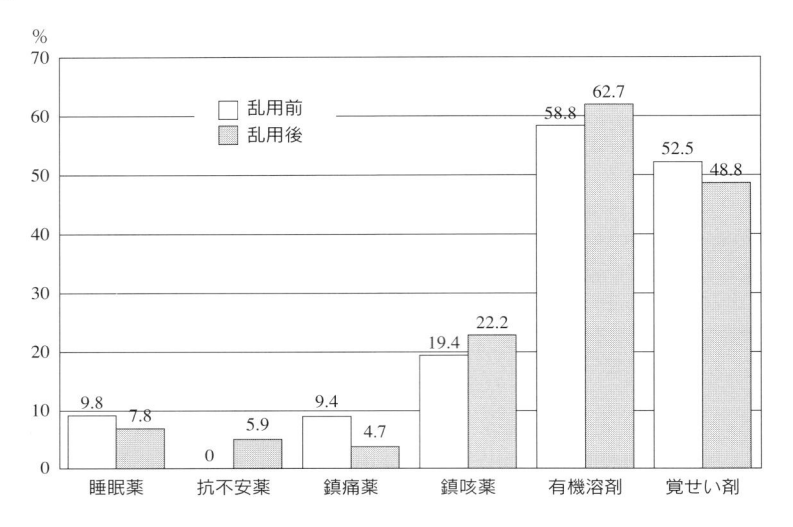

図 3 原因薬物ごとの非行グループと関係がある者の割合 [39]

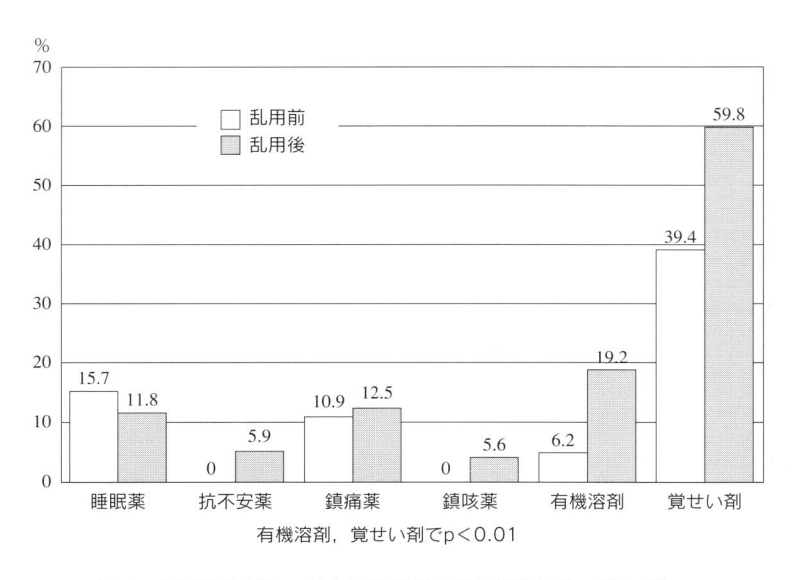

有機溶剤, 覚せい剤でp＜0.01

図 4 原因薬物ごとの暴力団関係者と関係がある者の割合 [39]

印象を持つ。逆に，その分，自立心に乏しいケースも多いように思う。

3．大麻

大麻（cannabis）とは，麻（アサ）のことである。この大麻は，中央アジアが原産地と考えられているが，世界中に広く自生しており，古来，わが国をはじめ，多くの国で，繊維として利用してきた。

ところが，その一方で，大麻に含まれる成分の薬理作用を利用して，占術的・宗教的に使われたり，時には殺戮のために使用されてきた歴史がある[19]。英語のassasin（暗殺者，刺客）は「hashish（ハッシッシュ）を飲む人」というアラビア語にその語源を持ち[30]，十字軍の戦士を暗殺する前にハッシッシュを飲まされたことに由来するという。現在，ハッシッシュとは大麻樹脂（写真1）を表す言葉として使われており，マリファナ（marijuana）（写真2）は大麻草の花穂や葉を乾燥させたものを指すために用いられ，それ以外に，オイル状の大麻オイルもある。したがって，喫煙の他，経口的にも摂取される。

大麻草には，炭素，水素，酸素のみから成り，窒素を含まない物質（カンナビノイド）が20種以上含まれており，それ以外にもアルカロイド，ステロイド等が含まれている。その中でも，乱用目的に最も関係しているものが，テトラハイドロカンナビノール（Δ^9-tetrahydrocannabinol：THC）であるとされている。THCの含有量は，マリファナで0.5～5％，大麻樹脂で2～10％，大麻オイルで10～30％である[33]。

THCには，急性薬理作用としての酩酊作用，空間認知機能障害が特徴的である。

酩酊作用には，気分変容，知覚変容，思考変容等があり，緊張感がとれ，無性に愉快になったり，視覚・聴覚を中心とした知覚が非日常的に変容したり，様々なイメージや観念が湧出し易くなる。これらのために，ミュージシャンを中心に，芸術関係に携わる人々の間で乱用されてきた歴史がある。

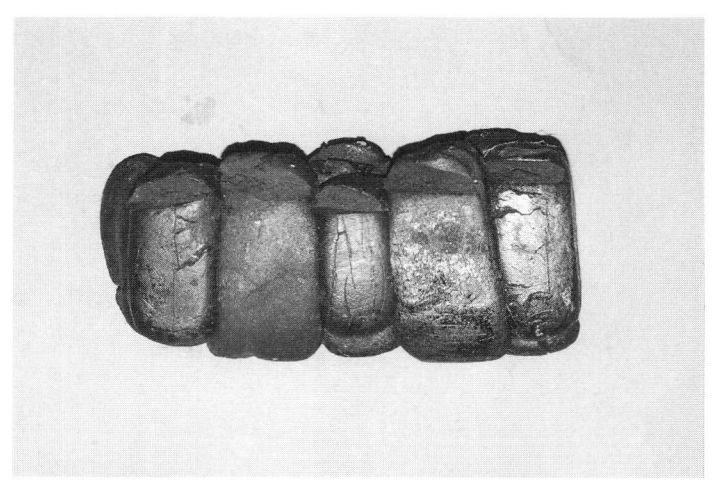

写真1 大麻樹脂（提供：関東信越地区麻薬取締官事務所）

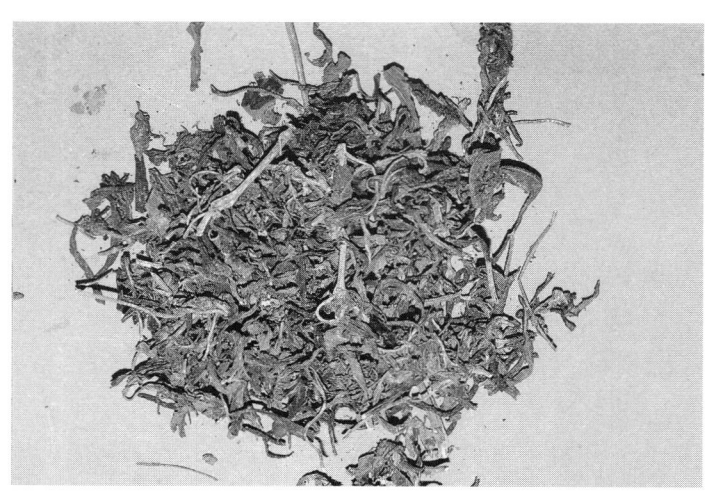

写真2 マリファナ（提供：関東信越地区麻薬取締官事務所）

good trip と称される。しかし，この急性薬理作用は個人差が著しいと同時に，同一人にとっても，その時々の気分や環境によって大きく異なることが多い。時には，不安，恐慌，抑うつ，離人感，被害妄想などを引き起こし，

bad trip と称される。

　これらは原則的に，大麻使用の中止後，短時間に自然回復するが，なかには，大麻精神病と称される状態に陥ることもある。その多くは，急性錯乱状態で発症し，何らかの意識変容を伴い，誇大あるいは被害妄想，幻覚，気分易変などを呈する[43]。

　大麻の慢性使用が慢性的精神障害を引き起こすかどうかは未だに結論づけられていない。ただし，無動機症候群（第Ⅲ章有機溶剤参照）惹起作用は強く疑われており，フラッシュバック現象とおぼしきものも報告されている[13,34]。

　また，大麻にはアンドロゲン受容体，エストロゲン受容体への作用があり，男性ではテストステロンの産生を抑制するという報告がある反面，そのようなことは起こらないとする報告もあり，未だに定説とまでは至っていない[8]。女性では黄体期の短縮により月経周期が短縮するとか，血中プロラクチン濃度の上昇・テストステロン濃度の低下が指摘されているが，これも未だに定説までには至っていない[8]。

　以上のように，大麻による慢性中毒症状に未だに定説がない背景には，大麻成分の依存形成能が比較的弱いことが関係していると推定できる。第Ⅰ章で精神依存の存在を証明するための動物実験（薬物自己投与・比率累進試験法）を紹介したが，サルなどは大麻を自己投与しようとしないのである。しかし，だからといって，依存性がないわけではないことは，依存者が現実にいることから推定できる。

　ただし，はっきりと言えることは，大麻の使用が，その後のさらに依存性の強い薬物の使用への門戸を開けやすいということである。第Ⅲ章有機溶剤で「踏み石仮説」を紹介したが，その構成要素としての gateway drug（門戸開放薬）という概念は，大麻の位置づけを巡って発展してきた概念である[40]。Kandel, D.[12] らは，ニューヨーク州の公立中学生を対象とした長期フォローアップ調査から，大麻の使用がその後の違法性薬物の使用への重要なステップとなることを明らかにするとともに，そもそもの大麻使用への橋渡しを合法薬物が担っていることを示した（図5）。薬物使用は特異的にビールとワ

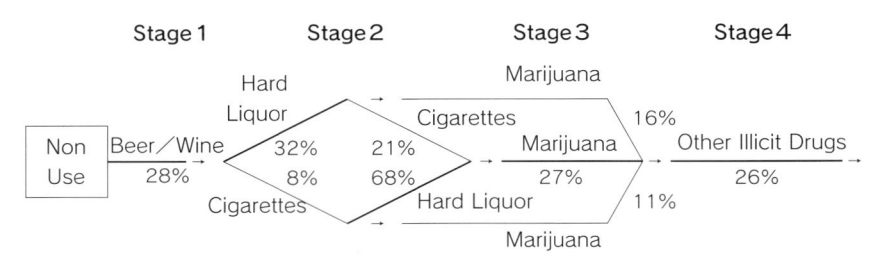

```
                Stage 1      Stage 2         Stage 3          Stage 4
                                           Marijuana
                              Hard
                             Liquor      Cigarettes      16%
          ┌─────┐ Beer/Wine  ╱32%╲      ╱ 21% ╲         Other Illicit Drugs
          │ Non │─────────→ ◇      ◇──→  Marijuana  ──→        26%
          │ Use │    28%    ╲ 8%╱      ╲ 68% ╱  27%      11%
          └─────┘            Cigarettes   Hard Liquor
                                           Marijuana
```

図5 青少年における薬物連鎖モデル [12]

インで始まり(28%),この過程なしに,いきなり紙巻きタバコを始める者は6%しかおらず,いきなり蒸留酒を始める者は3%しかいない。合法薬物の経験なしに違法薬物の使用を始める者はわずかに1%である。ビールとワインを経験した者のうち,32%は蒸留酒を,8%は紙巻きタバコを始め,一旦別の流れになったように見えても,それぞれ逆の薬物を経験し,その後,大麻使用を始めるか,直接大麻使用を始める。最後には大麻使用者の26%がその他の違法薬物を始める。つまり,使用される薬物の連鎖はおおむね固定しており,時間経過とともに,①ビールかワイン,②紙巻きタバコか蒸留酒,③マリファナ,④その他の違法性薬物という4つの順序だったステージを辿る。この一連の薬物連鎖の最初に位置するものがビールとワインであり,Kandel, D.らは,それらを"entry drug"("入門薬")と称した[12]。Kandel, D.がgateway drugと言わずに,entry drugと称した背景には,gateway drug概念を巡る複雑な歴史的議論があるが[40],図5のStage 3にマリファナが位置することに注目する必要がある。大麻の入手が他の多くの国ほど容易ではないわが国では,有機溶剤が覚せい剤へのgateway drugになっていると筆者は推定している(第Ⅳ章参照)。

　1998年の「薬物関連精神疾患全国精神病院調査」[23]では,大麻が精神障害の主原因とされた症例は,910症例中10症例(1.1%)に過ぎないが,大麻乱用経験のある症例は82症例(全体の9.0%)にものぼっており,決して少ないとは言い難い。

第三次覚せい剤乱用期は，高校生を中心とした若年層までへの乱用の拡大が特徴のひとつであったが，第二次乱用期の中核的乱用者（有機溶剤から入り，覚せい剤へと発展していくタイプ）とは異なった乱用者群が出てきた可能性がある。それを示唆するものが第Ⅱ章表7に示した1989年の「薬物関連精神疾患全国精神病院調査」による大麻関連患者と覚せい剤関連患者の属性の違いである[37]。大麻関連患者は数こそ少ないが，覚せい剤関連患者に比べて，明らかに高学歴で，逮捕・補導歴が少なく，高所得家庭出身者が多く，海外旅行経験者が42.9％もいるのである。当時は，まさにバブル経済全盛期である。その時期に児童・生徒期を過ごした者たちの中に，覚せい剤の入手が以前に比べて容易になった現状の中で，以前ならば大麻に手を出しはしても，覚せい剤には手を出さなかった層が，「ファッション優位」「感覚優位」の価値観の中で，「シャブ」を「エス」と称し，比較的安易に覚せい剤に手を出しているのではないかと筆者は推定している。

　大麻は，歴史的に様々な使われ方をしてきたが，最近では米国のいくつかの州では，大麻による制吐作用，食欲増強作用を理由に，各種治療薬の副作用に苦しむAIDS患者に対する「処方による大麻使用」を認めている[25]。このような政策が登場すると，大麻の害を巡る議論は，ますます複雑化する。しかし，この政策にしても，特定の状況下にある患者に対する医療行為としての大麻使用であり，誰でも使って良いという論理はどこにも存在しないということである。

4．ヘロイン

　ヘロインとは，ケシから採取された生あへん（写真3）から抽出したモルヒネをアセチル化することによって作られる半合成「麻薬」である（写真4）。その依存性はモルヒネ以上であり，国際的には麻薬単一条約（Single Convention on Narcotic Drugs）によりスケジュールⅣ（締結国が生産，製造，輸出，輸入，取引，所持または使用を禁止することが公衆の健康，福祉

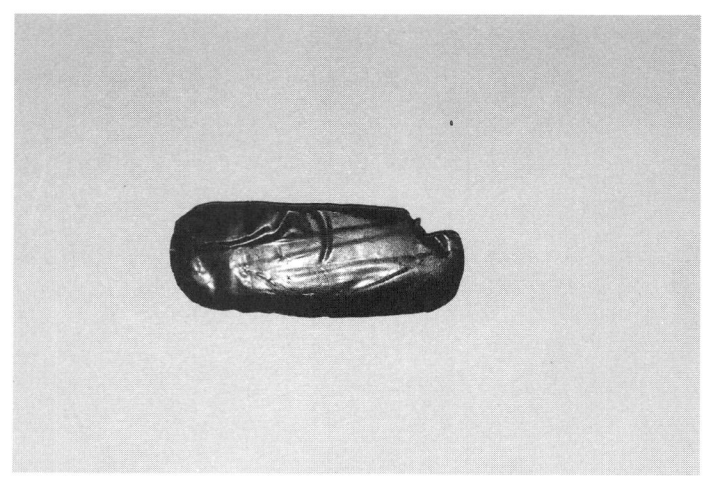

写真3　生アヘン（提供：関東信越地区麻薬取締官事務所）

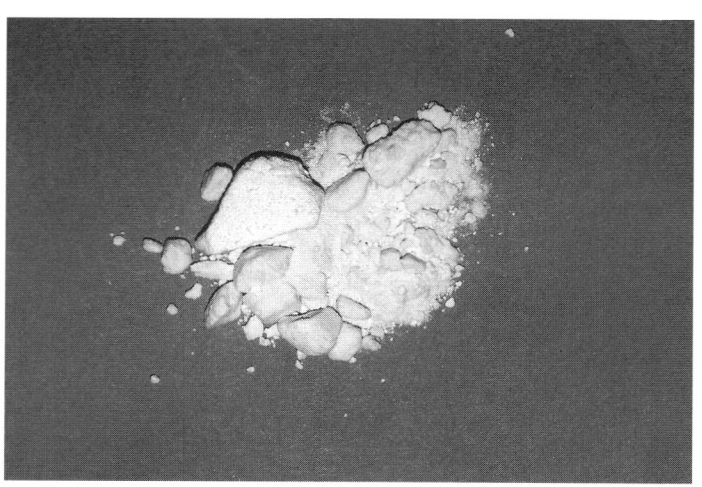

写真4　ヘロイン（提供：関東信越地区麻薬取締官事務所）

を保護する最善策であると認めたときには，これらの行為を禁止することができるもの）に指定されている。実質上，世界で最も厳しい管理下におかれている。わが国では麻薬及び向精神薬取締法のもとで「麻薬」に指定されている。国際的にも国内的にも医療用使用すら認められていない。WHOの依

存性薬物分類ではモルヒネ型に分類される。

　依存者数では，今日でも世界最大の「麻薬」であるが，わが国では1976年以降，不正中毒者数は年間10人を越えることなく推移しており，日常診療で遭遇することは，ほとんどないのが実状であるが，いつ何時事態が急変するとも限らず，その対応を心得ておく必要がある。

　ヘロインは体内ではモルヒネとして作用する。経口，加熱吸引（chasing the dragonという呼称で有名），注射など，いかなる方法でも使用できる。ヘロインはモルヒネよりも血液脳関門を容易に通過し，それがより強い多幸感をもたらす。血中半減期は経口で約20分，静注で3分以内とされている[20]。

　中枢神経系には抑制に働き，多幸感は性的オルガスムスに似た快感であり，腹部を中心に滲み渡るような暖かさを伴う快感であるという。同時に体内のモルヒネの作用でヒスタミンが放出されて，全身にムズムズ感を感じ，目が赤くなる。数分後（注射の場合）には静寂に包まれ，傾眠状態となる。この傾眠状態の中で，特有の至福の時間を過ごせるという。効果は4〜6時間持続する。時に吐き気や嘔吐が見られるというが，多幸感がそれに勝るという。ただし，初回使用時には吐き気や嘔吐が勝るようである（体験者よりの情報）。

　この状態を繰り返すうちに，依存・耐性が急速に形成される。その場合，退薬とともに，漠然とした不安感と同時に強い渇望を感じる。そのため，4時間毎にヘロインを摂取する必要性が生じ，依存・耐性はますます強固なものになっていく。これを怠ると，最終使用後8〜12時間後にかけて，流涙，あくび，発汗，鼻水が認められるようになり，その後，焦燥感，瞳孔散大，対光反射減弱，易刺激性，下痢，腹痛を呈し，皮膚は周期的に鳥肌立ち，薬物への強い渇望を示すようになる。この鳥肌だった状態を「コールドターキー（cold turkey）」と言う。これらの退薬症状は断薬後2〜3日後にその極期を迎え，7〜10日で消失する[24]。ヘロイン依存のみの場合には過量摂取（overdose）がない限り，自然経過を見守るだけでも死に至ることはほとんどないとされているが，ヘロイン依存者は他の薬物に依存していることも多

く，その場合には，生命的危険度が増すとされている[1]。また，ヘロイン依存の母親から生まれた新生児はヘロイン依存に陥っていることが多く，生後1週間は退薬症状に対する処置が必要であるという。

　ヘロインは急性の体験以外，精神障害を惹起しないとされており，精神症状のために精神科的対応を迫られるということはないが，その依存性及び耐性の強さから，医療機関を受診するケースでは，過量摂取となっていることが多いとされる。したがって，依存に対する治療以外，医療機関では急性中毒と離脱の管理を行うことになる。

　呼吸抑制，縮瞳，血圧低下（ないしは昏睡）が3大徴候である。皮膚は冷たく，しっとりとしており，チアノーゼが認められ，新生児を含めて年少者では時に全身のけいれんが認められることもあるという。呼吸抑制と血圧低下は特に重篤であり，多くの場合，死因は呼吸不全によるとされている。

　とにかく救命を目指す。モルヒネ拮抗薬（antagonist）の塩酸ナロキソンを使用する。

　1）塩酸ナロキソン0.4～2mgを必要に応じて静注する。これにより特異的にあへん類による呼吸抑制，血圧抑制，中枢神経系の抑制が改善される。初回量は0.4mgの静注である。静脈路が確保できない場合には筋注，皮下注，舌下や気管内チューブに投与してもよい。

　2）初回投与で反応不十分の時には，さらに塩酸ナロキソンを追加投与する。

　3）塩酸ナロキソンの総量が10mgに達しても反応が認められないときは，ヘロインをはじめとして，あへん類単独の中毒の可能性は少ない。あへん類以外の薬物の併用やその他の原因を疑う必要がある。

　4）また，たとえ意識が正常になっても，あへん類の作用時間が塩酸ナロキソンの作用時間よりも長い場合には，再度，意識水準が低下する可能性もあるため，原則は即時入院であり，覚醒状態を保つために，1時間おきに塩酸ナロキソンを投与し続ける必要性がある場合もある。

　5）以上の過程で，ヘロインの作用が急激に拮抗されて，逆にヘロインの

禁断症状が出ることもあるが，過量摂取の場合には，とにかく救命が優先される。

ヘロイン依存の治療は，解毒（体内から薬物を出し切ること。そもそも「解毒」という用語はヘロイン依存の離脱に由来する）から始まる。当然のことながら，退薬症状の管理が重要である。

世界的には，1．即時退薬法，2．急速漸減法（ヘロインそのもの，モルヒネ，コデインなどオピオイドレセプター作動薬（agonist）でヘロインを置換し，漸減しながら7～10日ですべての薬物を解毒する方法），3．置換漸減法（メサドン漸減療法）に分けられる。わが国を含めたアジア諸国では，即時退薬法を唯一の治療法とする国が少なくないが，欧米ではメサドン（合成「麻薬」であり，ヘロインよりは快効果，依存，離脱症状ともに弱い）による漸減療法が主流である。この違いは薬物使用・依存に対する考え方の違いによるものだが，結果的には薬物乱用・依存の広がりにも関係してくる重要な国家レベルの問題である。

わが国では，急速漸減法は麻薬及び向精神薬取締法第58条の8第1項による「麻薬中毒者医療施設」でのメサドン使用以外，同法第27条第4項により禁じられている。また，メサドン漸減療法も，実際上は存在せず，即時退薬法が現実的には唯一の方法である。

即時退薬法とは，ヘロイン依存であることが判明したその時からヘロインを禁断し，一気に離脱させる方法である。当然のことながら，前述した退薬症状が出現する。その経過の中で見られる鳥肌立った皮膚（コールドターキー）を援用して，この方法自体を「コールドターキー」とも言う。依存者にとっては退薬症状をそのまま体験する辛い体験であり，その体験が，その後の断薬維持につながるという意見がある一方で，断薬への動機づけに災いするという意見もある。懲罰的な色彩が強いのは確かである。経過中に，マイナートランキライザー，メジャートランキライザーなどを補助的に使うが，本質的には効果はないとされている。しかし，わが国がこの方法によって依存者を一掃したのも事実である。

依存に対する治療は他の依存性薬物同様，特異的なものはない。したがって，薬物依存一般の治療法に従って，治療を進める。1. 治療への動機づけ，2. 解毒，3. 脱慣（もともと脱慣とは，前述の解毒の意味で使われていたようだが，解毒という用語が一般的になってきた今日，筆者は「解毒後の薬物使用にまつわる一切の生活習慣を脱して，薬物を使わないライフスタイルの確立を目指すこと」を脱慣と呼んでいる），4. 新たなライフスタイルの維持と断薬の維持・継続である。

ヘロインは，精神障害を起こさないとされているが，1998年の「薬物関連精神疾患全国精神病院調査」[23]では，ヘロインの乱用経験症例は12症例（全症例の1.3％）を数えている。

5. コカイン

コカインとは，南米のアンデス山中及びアマゾン北西部に自生するコカの木（Erythroxylon coca）の葉に含まれている約15種類のアルカロイドの内の1つであり，中枢神経系の興奮薬である（写真5）。1860年にドイツのアルベルト・ニューマンによって単離され[14]，コカインと命名された。

コカの葉には約0.5％のコカインが含まれている。通常は塩酸塩として用いられ，白色の結晶である。塩酸塩は水によく溶け，メタノール，エタノールにも溶けるが，クロロホルム，アセトンには溶けにくく，エーテル，ヘキサンには溶けない[21]。経鼻的に使用される（snorting）ことが多いが，静脈注射でも乱用される。コカインは遊離塩基としても結晶する[21]。加熱すると揮散する。フリーベースと称されるものがこれであり，クラック，ロック，クリスタルとも称され，1980年代半ばの米国で爆発的に乱用が拡大し，1989年からの「薬物戦争」（米国薬物規制戦略）を導く原因となったコカインである。加熱吸引（inhale）で乱用される。コカの葉を有機溶剤で粗抽出したものをコカペーストという。もっぱら吸煙（smoke）される。

このコカインは，絶賛されて迎え入れられ，その後，攻撃の的となった依

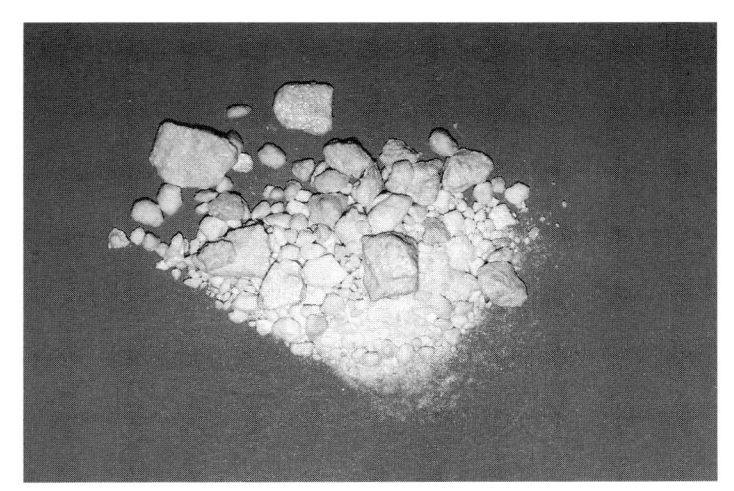

写真5 コカイン（提供：関東信越地区麻薬取締官事務所）

存性薬物の典型である。その歴史は1,500年前までさかのぼることができる。インカでは，コカの葉を「神の恵み」と称し，飢えや渇きに苦しむことなく困難な環境条件に耐えられように，神が授けてくれた薬用植物であると尊んできた歴史がある[36]。同時にその危険性も知られていたようで，コカの木は不義の罪から断罪の刑に処された美しい女性の遺体から育つという神話もあったようである[36]。単離後の19世紀末期のヨーロッパでは，フロイトがコカインに熱狂し，また，コカの葉の入ったワイン（マリアーニワイン）が爆発的に売れ，20世紀に入ると，米国ではコカ・コーラも誕生した。

今日，コカインと言うと，わが国は直接的には関係がないように思われるが，1932年〜1933年の人口100万人あたりの日本のコカイン消費量は14〜15 kgにも達しており，関東州の18〜23 kgについで当時世界第2位を占めていたという[3]。これは当時の中国大陸に対する経済政策に絡んでいるようである[3]。

このコカインの精神依存形成能は，桁はずれて強く，現在では，国際的には麻薬単一条約の附表Ⅰに分類され，その使用は医療上及び学術上のみに制限されており，わが国では麻薬及び向精神薬取締法により麻薬に指定されて

いる。

　コカインは粘膜，消化管，肺から迅速かつ高率に吸収され，血中に入る。加熱吸引ないしは静注した場合には約5分後に，また，経鼻使用した場合には15～60分で血中濃度は最高に達する。100mgの経鼻使用の効果は25mgの静注の場合と同程度であるとされている[21]。

　吸収されたコカインは肝，腎，心臓，肺などの多くの器官に取り込まれ，血液脳関門も容易に通過する。取り込まれたコカインは血中及び肝臓のコリンエステラーゼによって，24時間以内には，ベンゾイルエクゴニン（benzoylecgonine）となって，そのほとんどが尿中に排泄される[21]。

　コカインには血管収縮作用を併せ持った局所麻酔薬としての作用があるが，最も主要な作用特徴は，交感神経系の活性化と脳内報酬系の刺激である。コカインの投与により，多幸感，食欲低下，易刺激性，頻脈，血圧上昇，体温上昇，呼吸速拍，血糖値上昇が認められる。これらには，ノルアドリナリン系，及びドーパミン神経系が深く関係しており，特に多幸感は，脳内報酬系（特に側座核）でのドーパミンの再取り込み阻害がその原因であるとされている（第Ⅳ章覚せい剤，図2参照）[14]。

　コカインが問題視される最大の理由は，その精神依存形成能である。サルを用いた自己投与実験では，比率累進法でのレバー押し回数が6,400～12,800回にも達している（ちなみに，ニコチンで800～1,600回，アルコール及びモルヒネで1,600～6,400回，アンフェタミンで2,690～4,530回）[42]（第Ⅰ章，表1参照）。

　コカインの使用は，ハイな気分（多幸感）と自己万能感を生み出す。経鼻使用の場合，使用後15～30分後にそれらを最も強く体験する。このような体験は血中濃度が上昇している時に強く感じ，血中濃度の絶対値とは相関しないと言われている[36]。使用後1時間後には，不安感，抑うつ感，疲労感，焦燥感を感じてしまう（crash＝つぶれ）。加熱吸引の場合には，多幸感と自己万能感は約5分後にピークとなる。しかし，この体験は使用後10～20分で終わってしまう。静注の場合には，1～2分で最高の気分を体験するが，

15分以内にはつぶれてしまう。いずれにしても，ハイな気分を求めて，同時に，つぶれを回避するために，短時間での再使用を繰り返し続ける（run＝突っ走り）。その過程で，エクスタシーを体験する（rush）こともあり，突っ走りに拍車がかかる。この一連の行動が精神依存の現れである。ただし，コカインには身体依存及び耐性はないとされている。

コカインには，けいれん閾値を下げる作用があり，過量摂取した場合，高頻度で大発作が誘発される。また，過量摂取は脳内出血や心臓の異常調律を引き起こし，死に至ることもある。

コカインの慢性使用は，コカイン精神病を作り出す。猜疑心が高まり，閃光（snow light）を見たり，常同行動を繰り返したりし，最終的には，幻覚妄想状態に陥る[14]。基本的には覚せい剤精神病に類似しているが，覚せい剤に比べて，その発症頻度は低く，症状の持続は短いとされている。皮膚寄生虫妄想の場合には，幻覚妄想上のその寄生虫を特異的にコカイン虫＝cocaine bugと呼ぶ。

治療は，基本的には覚せい剤精神病の場合と同じである。

1998年の「薬物関連精神疾患全国精神病院調査」[23]では，コカインが精神障害の主たる原因となった症例は910例中0であったが，乱用経験のある薬物としては30例（全症例の3.3％）で認められており，じわじわと乱用が広がっている可能性がある。

6. 幻覚剤（LSD－サイロシビン－メスカリン）

これら一連のものには共通項がある。摂取することによって，特有の幻覚を起こすということである。

それを理解するには，LSDに関する逸話が興味深い。

LSD（Lysergic Acid Diethylamide）は，一連の麦角（バクカク：バクカク菌に犯されたライ麦の穂にできる）成分研究の中で，25番目に合成された薬物であり，麦角に共通する成分であるリゼルギン酸にジエチルアミドをつ

けたものである。合成者のHofmann, A.によって，25番目を表すようにLSD-25と命名された[4]。

　この合成薬物の発見は，全くの偶然であり，発見経緯が，この薬物の作用を具体的に示している。これについては，石倉俊治[10]による記載に詳しいので，それを紹介する。

　　1943年，バッカクの成分研究をしていたHofmannは，偶然，その合成物を口にしてしまった。「既に夜も暮れ，星もまたたいているというのに，空がバラ色に輝いているのである。おかしいぞ，もう，とうに夕暮れは終わったはずなのに，遠くで火事でもあるのかな」。しかも，不思議な現象は自宅に帰ってからも続いた。例えば，夕食に出たコールドチキンが鶏になり，部屋を歩き始めた。時計のチクタクという音が，まるでオルゴールのようにメロディーをかなでた。そして，この不思議な現象が，一過性の精神障害であり，メキシコのサボテンの一種のアルカロイドであるメスカリンの起こす，多彩な錯覚と幻覚に似ていることに気が付いた。……。博士は，たぶん，その日に実験していた化学物質が口に入ったものと考えた。……。博士は後日，LSDの250γ（1γは$1/1{,}000\mathrm{mg}=1\mu\mathrm{g}$）の微量を服用してみた。40分後には落ち着きのなさ，精神の集中不能，視力障害，抑制することの出来ない笑いを感じ，研究室を助手に頼み，帰宅することにした。「帰路，車の中で症状が強くなり，話すことが困難になった。物がすべてゆがんで見え，車がまるで動いていないように感じられた。周囲の人がまるで彩色した漫画のように見えたり，物が動いて，まるで水面に映った映画のようであった。また，物に不快なグリーンやブルーの色が付いていた。すれ違う車の音などの聴覚的な刺激が，ただちに視覚に移されて，それに対応した色彩の像が万華鏡のように出現した。道路を歩く人はまるで，ディズニーのアニメ映画のように見え，通りすぎる車の音が色付きの映像になった。催眠状態となり，強い色彩の万華鏡のような光景が絶えず渦巻き，心地

良い幻想的な精神錯乱が続き，約2時間後におさまった」

　この体験は，急性中毒状態下での幻覚体験であり，急性中毒そのものである。LSDは最も強力な幻覚剤のひとつであるとされている。第Ⅰ章で精神依存の存在を証明するための動物実験（薬物自己投与・比率累進試験法）を紹介したが，サルなどは大麻同様，LSDなどの幻覚薬を自己投与しようとしない。

　同様のことは，その他の幻覚剤にも言えることである。一部のメスカリン（mescaline）を含むサボテンや，一部のサイロシビン（psilocybin）を含むキノコにも，LSDに類似した幻覚作用がある。メスカリンの幻覚作用は，LSDの1/100～1/1,000とされている[5]。

　これらの薬物は，依存性薬物という前に，基本的には毒物であり「毒」である。有機溶剤にも幻覚作用があるが（第Ⅲ章参照），これは毒物及び劇物取締法により規制されている。

　マジック・マッシュルームと称すると，何か特殊なキノコのように感じるが，サイロシビンを含有するヒカゲシビレタケ[18]を「毒キノコ」と称するように，単なる毒キノコにすぎない。一部のマスメディアでは，毒キノコやサボテンを「合法ドラッグ」と称しているが，毒キノコは毒キノコであり，サボテンはサボテンである。「合法ドラッグ」なるものは，単なる造語以外の何ものでもなく，そのような呼称は乱用を煽るだけである。

　ふつう，LSDは，その液体を切手状の紙にしみこませた形で密売されている（写真6）。

　1998年の「薬物関連精神疾患全国精神病院調査」[23]では，LSDが精神障害の主たる原因とされた症例は910例中2例のみであったが，乱用経験のある薬物としては13例にあった。

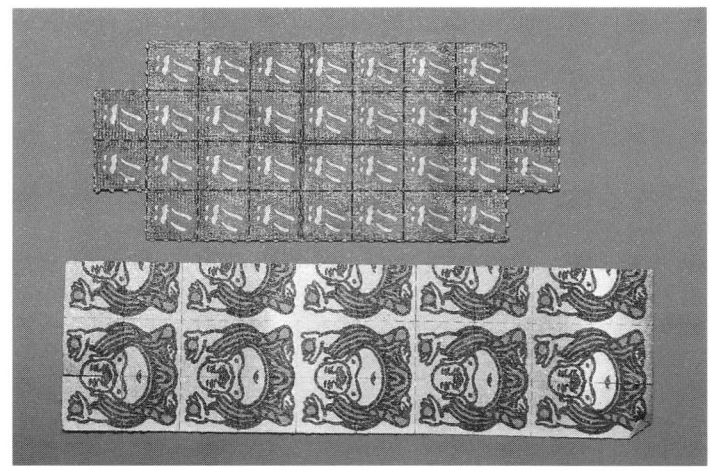

写真6 LSD(提供:関東信越地区麻薬取締官事務所)

7. エクスタシー

　エクスタシー(写真7)とはMDMA(3,4-methylenedioxymethamphetamine)に対する最もポピュラーな俗称であり,「XTC」「ADAM」とも呼ばれるphenethylamine類に属する合成幻覚剤である。phenethylamine類に属する合成幻覚剤には,MDMAの他に,methlenedioxyamphetamine (MDA)や2,5-dimethoxy-4-methylamphetamine (DOM)[22]などもあり,エクスタシー・グループと総称される。これらはデザイナー・ドラッグ(designer drugs)とも呼ばれ,多くの類似物質が世界的に闇に出回っている。最近では,エクスタシーと称する薬物自体に,MDMA以外のMDA-typeの様々な合成催幻覚剤が含まれていることがある[26]。

　MDAが最初に合成されたのは,1910年のドイツであるが,その3年後に同じドイツでMDMAの製造特許が降りている。当初,これらは食欲抑制剤としての販売が計画されていたが,その副作用のために,市場に出ることはなかった。ところが1960年後半,米国西海岸一帯でヒッピー族中心に乱用

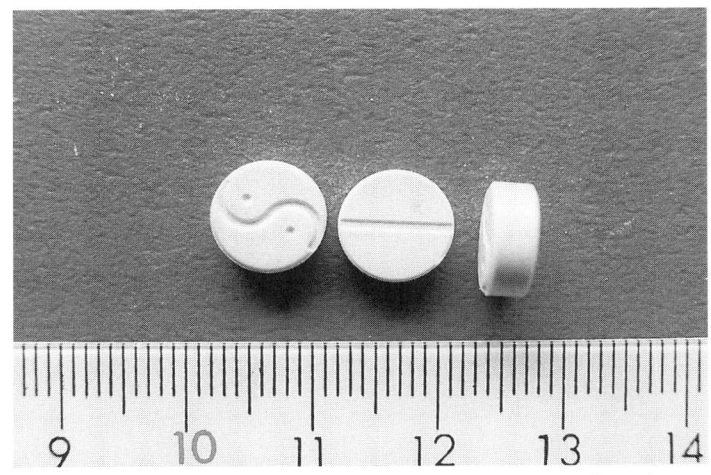

写真7 エクスタシー（提供：関東信越地区麻薬取締官事務所）

され始め，米国では1970年にMDAに対する法規制を布いた。しかし，MDMAに関しては，法規制が布かれず，1970年代には，精神分析医の一部で，患者を多弁化し，感情移入を促進し，抵抗を和らげることを目的に，MDMAが使用されるようになった。しかし，1980年代初頭以降，米国及び英国をはじめとするヨーロッパの若者の間での乱用が拡大し，1986年にはLSDやメスカリン同様「被乱用性と害効果が高く，医療の有用性がない薬物」（「向精神薬に関する国際条約」（Convention on Psychotropic Substances）による付表Ⅰ）として国際的に規制されることになった薬物である。幻覚剤としては，強い依存性を持ち，「rave」と称する特有のダンスパーティーと結びついて，今後，世界的に最も乱用の拡大が憂慮される依存性薬物のひとつである[26, 35]。最近，わが国でも，一部，乱用が問題になってきている。わが国では，平成4年9月30日政令第319号第1条第19号によりMDMAを含むエクスタシー・グループは麻薬に指定された。

これらエクスタシー・グループの合成幻覚剤には，LSDやメスカリンなどの幻覚剤に類似した幻覚作用があるが，その化学構造はamphetamine類に類似しており（図6），覚せい剤に類似した中枢神経興奮作用をも有する特

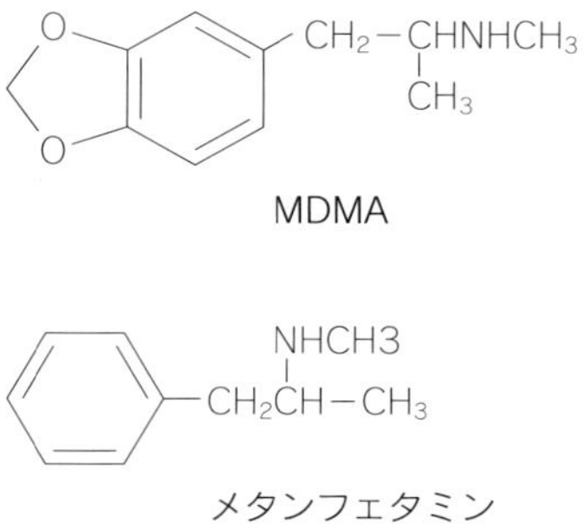

MDMA

メタンフェタミン

図6　MDMAとメタンフェタミンの構造式

徴がある。そのため興奮剤系幻覚剤（stimulant-hallucinogens）と呼ばれたり，最近では覚せい剤を含めてアンフェタミン型興奮剤（amphetamine-type stimulants）[26]とも呼ばれ，分類上，議論のあるところである。

　少量のMDMA使用は，他の幻覚剤に比べて，知覚及び情動への影響が比較的軽微で，高揚感や思考障害も比較的少ないとされているが，量が増すにつれて，陶酔感とともにLSD同様の幻覚が認められるようになる。通常，作用は4～6時間続くとされている。「使用した90％の学生が，陶酔感を味わい，多弁になり，仲間との親密感を実感した」。一方，「そのような急性中毒状態下で，ほとんどの者が下顎の噛み締め，歯ぎしり，警戒心の増強を体験」し，同時に「翌日への不快な持ち越し効果があり，369人中，30％以上の者が眠気，下顎筋を含めた筋肉の痛みを体験し，約20％の者が抑うつ気分，集中力困難を体験した」という報告がある[2]。

　また自律神経系に対しては，血圧上昇，心拍数増加，体温上昇等の覚せい剤類似の興奮効果をも有している。

　MDMAの作用機序は未だ不明の部分が多い。基本的にはセロトニン受容体に結合すると同時に，ドーパミン及びセロトニンの放出をも引き起こすため，これらの相互作用が推定されている。

　ラットを用いた動物実験では，MDA投与により，セロトニン神経終末で

の変性が引き起こされ,脳内セロトニンレベル,セロトニン再吸収部位数などが長期持続的に減少したという報告がある[27]。また,乱用者の一般的1回乱用量の約2～3倍量をサルに1回投与した実験では,脳内のセロトニンが数週間にもわたって枯渇し,神経細胞そのものに影響が認められた」という報告もある[2]。

文　献

1) American Psychiatric Association : VI. Opioid-Related Disorders : Treatment Principles and Alternatives. Practical Guideline for the treatment of Patients with Substance Use Disorders, pp.278-290, 1996.
2) Barnes, D.M.: New Data Intensify the Agony Over Ecstasy. Science 239 ; 864-866, 1988.
3) 江口圭一：日中アヘン戦争．岩波新書29,岩波書店,東京,1988.
4) Freedman, D.X., Pechnick, R.N.: Lysergic Acid Diethylamide and Psychedelics. Encyclopedia of Drugs and Alcohol. Vol.2, Edited by Jaffe, J.H., Macmillan Library References, New York, pp.647-652, 1995.
5) Freedman, D.X., Pechnick, R.N.: Mescaline. Encyclopedia of Drugs and Alcohol. Vol.2, Edited by Jaffe, J.H., Macmillan Library References, New York, p.671, 1995.
6) 福井　進,和田　清,伊豫雅臣：ベンゾジアゼピン系薬物―臨床編―長期服用と乱用・依存の問題を中心に―．栗原　久,田所作太郎,福井　進,和田　清,伊豫雅臣　ベンゾジアゼピン系薬物の基礎と臨床．日本アップジョン株式会社, pp.26-57, 1990.
7) Funada, M., Suzuki, T., Misawa, M.: Role of Mesolimbic Dopamine System in Morphine Dependence. Ann. Psychiat. 5 ; 223-237, 1995.
8) Gold, M.S.: Chapter 3. Medical Problems Associated with Marijuana Use. Marijuana Use and Abuse. Plenum Medical Book Company, New York, pp.59-82, 1989.
9) 石郷岡　純,吉田芳子：市販液状鎮咳剤乱用の病態．精神医学 34 ; 849-853, 1992.
10) 石倉俊治：バッカクとLSD．薬の知識 48 ; 322-325, 1997.
11) 伊藤　洋,小曽根基裕：睡眠薬．こころの健康百科．弘文堂．1998. pp.560-564.
12) KANDEL, D.: Stages in Adolescent Involvement in Drug Use. Science 190, 912

-914, 1975.
13) 加藤伸勝，佐藤能史，葉賀　弘，浮田義一郎：マリファナ精神病の1臨床例．精神医学　17；216-269，1975.
14) Marian W. Fischman : Cocaine. Encyclopedia od Drug and Alcohol. Vol.1, Macmillan, New York, pp.213-236, 1995.
15) 村崎光邦：短時間作用型睡眠薬の動向—triazolam storyを通して—．精神医学レビューNO.4．睡眠・覚醒とその障害（編：太田龍朗）．pp.80-92．1992.
16) 村崎光邦，井澤志名野，鈴木勇一，早馬　俊，杉山健志，鈴木牧彦，竹内尚子：ベンゾジアゼピン系薬物の臨床用量依存について—その3：MMPI-2による長期使用者の性格特性調査とQOL評価—．厚生省精神・神経疾患研究委託費「精神作用物質性精神障害の診断と治療に関する研究」平成7年度研究報告書（主任研究者：村崎光邦）．pp.107-115，1996.
17) 村崎光邦，吉田芳子，石郷岡　純：第16章鎮咳薬依存．II．臨床の立場から．目で見る精神医学シリーズ5．薬物依存（佐藤光源，福井　進　編）．世界保健通信社，大阪，pp.279-284．1997.
18) 武者盛宏，草野源次郎，田中文雄，後藤　裕，石井　厚：幻覚性キノコ・ヒカゲシビレタケ中毒（Psilocybe argentipes）について．—プシロシビン中毒時の自覚体験を中心に—．神経精神学雑誌　90；313-333，1988.
19) 永野　潔：大麻依存．臨床精神医学講座8「薬物．アルコール関連障害」．中山書店，東京，pp.312-332，1999.
20) 中原雄二：IIあへん系麻薬とは．あへん系麻薬．依存性薬物情報シリーズNo.3．依存性薬物情報研究班．pp.3-18，1989.
21) 中原雄二：IIコカインとは．依存性薬物情報シリーズNo.4．コカイン，依存性薬物情報研究班，pp.3-19，1990.
22) 岡崎祐士，町山幸輝，斉藤陽一，臺　弘：幻覚剤DOM（STP）の臨床的並びに精神生理学的研究．精神医学　18；41-54，1976.
23) 尾崎　茂，和田　清，福井　進：全国の精神科医療施設における薬物関連精神疾患の実態調査．平成10年度厚生科学研究費補助金「医薬安全総合研究事業」薬物乱用・依存の疫学的研究及び中毒性精神病患者等に対する適切な医療のあり方についての研究（主任研究者：和田　清）．平成10年度研究成果報告書．pp.85-116，1999.
24) Pasternak, G.W.: Heroin. Encyclopedia od Drugs and Alcohol. Vol.2, Edited by Jaffe, J.H., Macmillan Library References, New York, pp.543-545, 1995.
25) Pertwee, R.G.: Medical Uses of Cannabinoids : the way forward. Addiction 94 ; 317-320, 1999.
26) Programme on Substance Abuse, Division of Mental Health and Prevention of Substance Abuse, WHO : Epidemiology and Social Context of Amphetamine-

type Stimulant Use. Amphetamine-type Stimulants. pp.5-74, WHO/MSA/PSA 97.5, 1997.
27) Ricaurte, G., Bryan, G., Strauss, L., Seiden, L, Schuster, C.: Hallucinogenic Amphetamine Selectivity Destroys Brain Serotonin Nerve Terminals. Science 229 ; 986-988, 1985.
28) 千頭孝史，切池信夫，川北幸夫：市販液状去痰剤「ブロン液W」の依存により幻覚妄想状態を呈した1例．臨床精神医学 15；1803-1910，1986．
29) 妹尾栄一，森田展彰，齋藤　学，中谷陽二，中村俊規，佐藤親次，小田晋：市販鎮咳剤の乱用に関する社会精神医学的研究―成分変更にともなう乱用動態の変化―．精神神経誌 98；127-150，1996．
30) 新英和中辞典第5版．研究社，東京，1990．
31) Suzuki, T., Masukawa, Y., Misawa, M.: Drug interaction in the reinforcing effects of over-the-counter cough syrups. Psychopharmacology (Berl) 102 : 438-442, 1990.
32) 田川不知夫，永田俊彦，井上令一：エフェドリンを含有する市販喘息薬の濫用により分裂病様症状を呈した1例．臨床精神医学 12；227-232，1983．
33) 武田　元：Ⅱ大麻とは．依存性薬物情報シリーズNo.1．依存性薬物情報研究班．pp.3-21，1987．
34) 徳井達司：Ⅴ大麻乱用の臨床．依存性薬物情報シリーズNo.1．依存性薬物情報研究班．pp.67-93，1987．
35) United Nations International Drug Control Programme Discussion Paper : Amphetamine-Type Stimulants-A Global Reviews. December 1995.
36) 和田　清，小沼杏坪，永野　潔，他：コカイン．星和書店，東京，1991 (Weiss, R.D., Mirin, S.M.: Cocaine, Amirican Psychiatric Press, Inc., Washington, D.C., 1987).
37) Wada, K. : Cocaine Abuse in Japan. Jpn. J. Alcohol & Drug Dependence 29 ; 83-91, 1994.
38) 和田　清：睡眠薬の乱用と依存．Clinical Neuroscience 14；1214-1316，1996．
39) 和田　清：医薬品の乱用について―米国の状況とわが国の現状―．臨床精神医学 27；373-379．1998．
40) 和田　清："Gateway Drug"概念について．日本アルコール・薬物医学会雑誌 34；95-106，1999．
41) 渡辺　登，坂井一郎，多田幸司：市販ブロンの乱用により躁うつ状態を呈した1症例．精神医学 26；1120-1122．1984．
42) 柳田知司：1．薬物依存―最近の傾向．A．基礎的立場．現代精神医学大系年間版'89-B．中山書店，東京，pp.25-39，1989．
43) 横山尚洋：大麻（カンナビス）精神病．精神医学 34；839-842，1992．

第Ⅵ章
新たな治療システムの必要性

I．薬物依存治療の困難さ

　薬物依存の治療を考える際には，第Ⅰ章で述べた「鍵概念としての乱用・依存・中毒」（第Ⅰ章，図1）が重要になる。乱用という行為の繰り返しは依存という状態を作りだし，依存に陥ると，さらに乱用が繰り返され，その結果，慢性中毒が惹起される。

　和田ら[12]の調査では，幻覚妄想を主とする覚せい剤精神病の症状は，既存の精神科治療で約80％は治すことができる。しかし，幻覚妄想状態が治ったからといって，依存状態から脱したわけではない。幻覚妄想が消えたため退院させたところ，ほどなく覚せい剤を再乱用され，再びその患者を診ざるを得なくなった体験を持つ医療関係者はむしろ多い。問題は，第Ⅰ章，図1に示した乱用・依存・中毒の関係が，実は同一平面上の概念ではないことから来る。依存が存在する限り，いつでも乱用が起き得るのでる。これが薬物依存問題の難しさである。

　そもそも，薬物依存は，「薬物－人間－環境」の3要素が合致して，初めて成立する（第Ⅰ章，図3）。逆に言えば，この3つの繋がりのどこかが切れると，薬物依存は成立しない。

　繰り返しになるが，入手出来なければ使えない。使えなければ依存に陥りようがない。したがって，そのような社会環境を作り，維持することが重要である。また，いくら有機溶剤に依存形成性があるといっても，60歳を過ぎてから「シンナー遊び」を始める人は現実にはいない。個人の特性と個人の置かれた環境が重要である。このことは，薬物依存の治療を考えるときにも重要である。

　依存という状態を解明する医薬品は，現状では存在しない。それまで，東京・新宿で覚せい剤を手に入れていた覚せい剤依存者が，断薬を決意し，医療機関でのカウンセリングを受けても，その帰路，新宿を通っただけで，渇

望が疼き出し，居ても立ってもいられなくなることがある。そのような人は，新宿に近づいてはいけない。また，交友関係を清算しないことには，いつ誘いの手が伸びるとも限らない。さらに，飲酒すると，気が大きくなり，「今日くらいはいいか」と，つい薬物に手を出してしまう。これが薬物依存から脱することの難しさの一面である。

このような実情に対して，医療だけで対応するには，その限界が明らかであろう。

Ⅱ．どのような対応システムが必要か？

ポイントは3つある。1つは，依存がある限り乱用するという事実であり，第2は，慢性中毒が治っても，依存が治らない限り，すぐに乱用するという事実である。第3番目は，薬物依存者の約75％は，「仲間から誘われて」薬物の乱用を始めているという事実である[1]。つまり，依存者を減らさない限り，その依存者により誘い込まれる者が必ず出るということである。薬物依存者の回復を支援することは第一次予防（薬物乱用者発生防止）にとって重要な役割を担っている。薬物依存症は社会的伝染病という側面が強い。

小沼[8]は，わが国における薬物依存症の治療・処遇に関する体制の現状とその法的区分を表1のように整理している。体制は3領域から考えられる。「法による規制モデル」「医療モデル」「社会福祉モデル」である。

わが国の現状を鑑みると，「法による規制モデル」が最も整備されており，国民の遵法精神と相まって，アヘン系麻薬撲滅における「アジアの雄」[2]と称されてきた最大の力であった。

しかし，1995年以降の第三次覚せい剤乱用期の到来は，国民の遵法精神だけでは片づかない「国際化の実質化」の現れ[13]であり，ほとんど「法による規制モデル」のみで凌いできた現体制による覚せい剤事犯者の再犯率は，1983年以降1997年まで，毎年45.7～59.8％にものぼっているのである[5]。

表1 薬物依存者の治療・処遇体制と法的区分，治療対象，治療理念[8]

A．施設内処遇
I 法による規制モデル（LEGAL MODEL）
1　刑務所，医療刑務所（成人）矯正モデル
　　薬物事犯者を含む懲役受刑者を対象に刑の執行を通じて矯正処遇を行う。
2　少年院，医療少年院（14歳以上20歳未満）教育モデル
　　「少年法」に基づき，家庭裁判所から保護処分を受けた非行少年，虞犯少年を対象に矯正教育を行う。
3　教護院（14歳未満）保護モデル
　　「児童福祉法」に基づき，児童相談所で入所措置を受けた非行傾向のある児童を対象に教護する。

II 医療モデル（MEDICAL MODEL）
1　麻薬中毒者医療施設
　　「麻薬及び向精神薬取締法」に基づき，措置入院した麻薬中毒者を対象に必要な医療を行う。
2　有床精神科医療施設
　　「精神保健及び精神障害者福祉に関する法律」に基づき，覚せい剤の慢性中毒者を含む精神障害者等を入院させて医療と保護を行う。

III 社会福祉モデル（SOCIAL MODEL）
1　保護施設（救護施設，更正施設）
　　「生活保護法」に基づき，身体上，又は精神上の理由により生活に困窮する人を対象に生活扶助を行う。
2　精神障害者社会復帰施設（精神障害者生活訓練施設，精神障害者授産施設，精神障害者福祉ホーム，精神障害者福祉工場）
　　「精神保健及び精神障害者福祉に関する法律」に基づき，精神障害者の社会復帰の促進及び自立と社会経済活動への参加の促進を図る。
3　更正保護会
　　更生緊急保護の対象となる者又は保護観察中の者で保護観察所長から委託された者などに対して宿泊供与に加えて，食事の供与，就職の援助，相談・助言等の保護を行う。

B．社会内処遇
I 法による規制モデル（LEGAL MODEL）
1　保護観察所における指導監督と補導援護（保護観察官，保護司）
2　児童相談所における児童およびその家庭に関する調査と相談（児童福祉司）

II 医療モデル（MEDICAL MODEL）
1　麻薬中毒者相談員制度（麻薬中毒者相談員）
　　「麻薬及び向精神薬取締法」に基づき，麻薬中毒者等につき，相談に応じ必要な指導を行う。
2　精神保健及び精神障害者福祉に関する法律
　　1）精神科医療施設における外来診療
　　2）保健所による訪問指導（精神保健相談員，医師）
　　3）精神科医療施設におけるデイケア，ナイトケア
　　4）精神障害者地域生活援助事業（精神障害者グループホーム）
　　5）精神障害者社会適応訓練事業－通院患者リハビリテーション事業（いわゆる職親制度），精神障害者小規模作業所運営助成事業

III 社会福祉モデル（SOCIAL MODEL）
1　「生活保護法」に基づき，薬物リハビリテーション施設における入所費用の援助を行う。

Ⅲ．治療共同体の必要性

　小沼は，今後，地域精神医療体制の中に，薬物依存者に対する専門的な精神保健サービス体制を構築するための提言として，図1に示す私案を示している[9]。筆者は，図1の「相談対応」機関，「福祉対応」機関に，それぞれ「社会復帰施設（治療共同体）」と「自助組織」を追加したいと考えている。

　図1に照らし合わせると，現在のわが国の体制はどうなっているのか？「自助組織」はダルク（DARC：Drug Addiction Rehabilication Center）と称する一群しかない。「薬物依存・中毒専門治療病棟を有する公的精神病院」は事実上，国立下総療養所だけである。「社会復帰施設（治療共同体）」は皆無である。

　ところで，薬物乱用対策推進本部は，21世紀に向けた薬物乱用対策を検討するための国連総会麻薬特別会期の開催に向けて，国内における長期的な総合計画策定に着手し，1998年5月26日，薬物乱用防止五カ年戦略を公表した。この五カ年戦略は4つの目標から成り立っている。目標1は青少年の薬物乱用傾向の阻止であり，目標2は密売組織の取締徹底，目標3は密輸の水際での阻止と国外密造地域への国際協力であり，目標4は薬物依存・中毒者の治療・社会復帰支援と再乱用防止である。この目標4の流れの中で策定されたものが，精神保健福祉センターによる「薬物関連問題相談事業」の新設（1999年7月9日付，厚生省医薬安全局長）である。

　さて，「薬物関連問題相談事業」を始める精神保健福祉センターは，相談を受けた後，どう対応するのであろうか？　現状は，前述のように社会資源がないに等しいのである。

　筆者は，家族教室等家族への援助サービス[3]を早急に整備すると同時に，治療共同体の設置なしには，現存のどの社会資源に新規役割を負わせたところで，薬物依存症の治療はうまくはいかないと考えている。世界的には，薬物依存症の「治療」の主役は，治療共同体にあると言っても過言ではない。

	対象・状態像・治療法・目標	〈入寮・入院〉		〈通所・外来〉
▽相談対応△	◎薬物乱用者・依存者 ★依存状態（窓口での見極め） ☆司法手続きか精神科治療か ☆依存状態か精神病状態か ☆自助組織か医療機関か ◆イネイブラーの行動修正 ◆本人の断薬意思の引き出し	自助組織 ⇧	保健所・精神保健福祉センター ・警察署等 ⇧	★規制薬物の乱用問題 ☆刑事司法の手続き ★依存状態 ☆本人は自助組織へ ☆家族は相談機関へ ☆家族教室・家族会 ◆家族への指導・教育
▽医療対応△	◎薬物依存者 ★依存状態 ☆薬物療法（置換漸減法） ☆集団精神療法 ☆運動療法 ☆家族療法 ◆薬物からの脱慣 ★慢性精神病状態 ☆薬物療法（抗精神病薬） ☆作業療法 ★急性・亜急性精神病状態から依存状態まで（一貫した治療の方針で対応） ☆薬物療法 ☆個人精神療法 ◆精神病治療 ◆薬物からの脱慣	⇩ アルコール専門の民間精神病院 ★依存状態 ☆自発的入院 公的精神病院 一般精神病棟 ★精神病状態 ☆主に強制的入院で対応 ⇧	⇩ 薬物依存・中毒専門治療病棟を有する公的精神病院 ★急性・亜急性精神病状態 ↓ ★依存状態（一貫した治療の方針） ⇧	★依存状態 ★後遺症候群 ☆条件契約療法 ☆薬物療法 ☆外来精神療法 ☆集団精神療法 ☆自助組織への参加 ◆断薬継続の支援 ◆精神病の再燃予防 ◆生活意欲の向上
▽福祉対応△	◎単身の回復途上者 ☆環境療法（治療共同体） ◆住居の提供・仲間の存在 ◆共同体の維持・運営のための役割分担（炊事・洗濯・清掃・裁縫・大工仕事・園芸等） ◆職業的リハビリテーション ◆薬物のない生活習慣の獲得 ◆就労の支援 ◆地域生活の支援 ◆社会経済活動への参加 ◆家族関係の修復	⇩ 社会復帰施設（治療共同体） ⇩	⇩ 地域社会（NAミーティング） ◆薬物依存者の自立	☆薬物療法（通所） ☆カウンセリング ☆グループ・ミーティング ◆薬物依存からの脱却

（註）薬物依存者：薬物依存関連の臨床的問題があり，事例化した者
◎：治療・処遇の対象，★：主な状態像，☆：治療・処遇の手段，◆：目標

図1　薬物依存者に対する専門的精神保健サービスのスペクトラム[9]

この治療共同体については，すでに，米国[11]，オーストリア[4,6]，スイス[10]，香港[7]の一部施設について報告されているが，治療共同体の本質は，薬物依存からの回復者をスタッフの主力として採用し，薬物依存から脱却したいと希望する人々を共同生活のもとで，社会生活上必要な術を，多方面から身をもって教え込むものである。リハビリテーションというよりは，ハビリテーションである。ハードな施設では，わが国の刑務所・少年院・児童自立支援施設に近いものから，ソフトなものではダルクに近いものまでバリエーションがある。表2は一治療共同体の日課表である。この種の多くの施設では，個々のメンバーは与えられた役割をこなすことによって，ひとつずつ階級・役割が上がる仕組みになっている。

図1によるサービス体制も，「社会復帰施設（治療共同体）」なくしては全体としては機能しない。逆に，この「社会復帰施設（治療共同体）」が存在すれば，慢性中毒（第Ⅰ章，図1）の治療後，本人が依存からの脱却を望めば，医療機関はその患者を「社会復帰施設（治療共同体）」に紹介することによって，依存の「治療」を委ねることができる。幻覚・妄想状態を呈していない依存症だけのケースの相談を受けた精神保健センターは，そのケースを「社会復帰施設（治療共同体）」に紹介することができる。

薬物依存症の「治療」には，各家庭はもとより，医療機関，自助グループ，教育機関，福祉機関，時には取締機関までもが，有機的に連携し合いながら，依存症者の断薬の決意をサポートする体制が必要である。現在の医療機関は薬物依存症者に対応できるようには，人的にも構造的にも作られていない。各専門領域の有機的連携を可能にできる機関・施設は「社会復帰施設（治療共同体）」であろう。「社会復帰施設（治療共同体）」の設置によって，初めて第Ⅰ章，図1に示した各状態に対する社会資源が整備され，「治療」の循環が可能になる。

筆者は，現存の医療施設がこれまで以上に薬物依存症者への対応に努めることは当然ではあるが，既存の医療施設の機能を必要以上に拡大・強化しても，病院は病院でしかないと考えている。「社会復帰施設（治療共同体）」の

DAILY

	MONDAY	TUESDAY	WEDNESDAY
06：30am.			
07：00am.	Wake−Up	Wake−Up	Wake−Up
07：30am.	Breakfast	Breakfast	Breakfast
07：55am.	Room Clean−Up	Room Clean−Up	Room Clean−Up
08：00am.	Exercise	Exercise	Exercise
08：30am.	AM Meeting	AM Meeting	AM Meeting
	Work Crews	Work Crews	Work Crews
11：30am.			
12：30pm.	Lunch	Lunch	Lunch
01：30pm.	Seminar	Consciousness	Seminar
02：00pm.	Workshop	Raising	Workshop
02：45pm.			
03：00pm.	Nutrition	Recreation	Nutrition
04：00pm.	2A Group		Creative
04：30pm.			Expression
05：00pm.	Physical		Physical
05：30pm.	Fitness	Indoor	Fitness
06：30pm.	Dinner	Recreation	Dinner
07：30pm.	School	Dinner	School
09：30pm.	3rd Phase	Workshop	
10：00pm.	Group	1st Phase／2B Group	
10：30pm.			
11：00pm.	Curfew	Curfew	Curfew
01：00am.	Lights Out	Lights Out	Lights Out
01：30am.			
02：00am.			

表2　Asian AmericanDrug

第Ⅵ章　新たな治療システムの必要性　157

STRUCTURE

THURSDAY	FRIDAY		SATURDAY	SUNDAY
Wake－Up	Wake－Up			
Breakfast	Breakfast			
Room Clean－Up	Room Clean－Up			
Exercise	Exercise			
AM Meeting	AM Meeting			
Work Crews	Work Crews	10：00am.		
		11：00am.	Brunch	Brunch
Lunch	Lunch	11：30am.	Clean－Up	Clean－Up
Journal Workshop	Seminar	12：00pm.	GI Rooms／Room Check	Room Check
Library	Workshop	01：00pm.		Free Time
		02：00pm.	Floor Interaction	
Nutrition	Nutrition	03：00pm.		
Men's／Women's　Group	Creative Expression	04：00pm.		
		05：00pm.		
Physical Fitness	Physical Fitness	06：30pm.		
		07：30pm.	Dinner	Dinner
		08：00pm.	Free Time／Evening Outing	Free Time
Dinner	Dinner	09：00pm.		
House Meeting	House Meeting	10：00pm.		
		10：30pm.		
		11：00pm.		Curfew
Curfew		12：00am.	Curfew	Lights Out
Lights Out		01：30am.		
	Curfew	02：00am.	Curfew	
	Lights Out		Lights Out	

Abuse Program, Inc（USA）の週間日課表[11]

最大の特徴は，回復者が主役になることによって，当事者同士でしか理解し得ない感性を有効利用しようというものである。ほとんどの薬物依存者は，いずれかの時点で「薬物をやめたい」と思う時期がある。しかし，その困難性に直面し，可能性を喪失する。自殺が多いのもこの時期である。そこに一筋の光明を与えてくれるのが，回復者である。治療共同体で生活する者は，回復者を目指すべきモデル像として，ハビリテーションに勤める。回復への道は回復者が最も知っているということである。

しかし，流れがスムーズになったからといって，薬物依存症がすべて解消するわけではない。そのことは，すでにそのような施設を持つ多くの国での実情が物語っている。それが薬物依存症からの回復の難しさである。しかし，「社会復帰施設（治療共同体）」がないことには，システムは動かない。

文　献

1) 福井　進：有機溶剤乱用・依存の実態と動向．精神保健研究 40；3-11, 1994.
2) Greberman, S.B., Wada, K.: Social and Leagal Factors Related to Drug Abuse in the United State and Japan. Public Health Report 109；731-737, 1994.
3) 平井慎二：G．精神保健福祉センターにおける「家族教室」「家族会」を中心とした家族支援のこころみ．薬物依存症ハンドブック．金剛出版，東京，pp.188-203，1996.
4) 平井利幸：ウィーンにおける薬物乱用・依存の治療システム．（財）麻薬・覚せい剤乱用防止センター NEWS LETTER NOW 第17号；16-19，1991.
5) 法務省法務総合研究所：平成10年版　犯罪白書．大蔵省印刷局．1998.
6) 小沼杏坪：オーベルエストライヒ州における薬物乱用・依存の治療．（財）麻薬・覚せい剤乱用防止センター NEWS LETTER NOW 第18号；31-35，1991.
7) 小沼杏坪，和田　清，福井　進：香港における薬物乱用防止と治療・リハビリテーションの現状（第2回）．（財）麻薬・覚せい剤乱用防止センター NEWS LETTER NOW 第37号；5-10，1996.
8) 小沼杏坪：薬物依存症の治療・処遇体制の現状と今後の課題．薬物依存症ハンドブック．金剛出版，東京，pp.227-249，1996.
9) 小沼杏坪，小田晶彦：薬物依存・中毒者に対する国公立精神病院の機能・役

割に関する研究．平成10年度厚生科学研究費補助金（医薬安全総合研究事業）「薬物乱用・依存等の疫学的研究及び中毒性精神病患者等に対する適切な医療のあり方についての研究」研究報告書．pp.141-156, 1999.
10) 昆 啓之, 豊田芳男：スイスの薬物乱用の状況及びその対策の調査に関する報告．(財) 麻薬・覚せい剤乱用防止センター NEWS LETTER NOW 第21号；14-16, 1992.
11) 永野 潔：米国の薬物依存症者のための治療共同体．(財) 麻薬・覚せい剤乱用防止センター NEWS LETTER NOW 第13号；9-15, 1990.
12) 和田 清, 福井 進：覚せい剤精神病の臨床症状―覚せい剤使用年数との関係―．アルコール研究と薬物依存 25；143-158, 1990.
13) 和田 清：薬物乱用の現状と歴史．神経精神薬理 19；913-923, 1997.

欧 語 索 引

abuse　2
acute intoxication　7
addiction　10
AIDS　104,131
amphetamine　80
bad trip　129
benzoylecgonine　138
caffeine　123
cannabis　127
chlorpheniramine　123
chronic intoxication　7
cocaine bug　139
cold turkey　133
crash　138
craving　5,112
C型肝炎　53,104
DARC　153
dependence　4
dependence syndrome　11
designer drug　142
dihydrocodeine　123
dopamine　85
dopamine transporter　86
drug abuse　2
drug dependence　2
drug intoxication　2
drug seeking behavior　5
entry drug　130
gateway drug　129
glue sniffing　38
good trip　128
habit　10
harm reduction　104

harmful use　10,12
HIV　104
inhalant abuse　38
LSD　139
marijuana　127
MDMA　142
mehylephedrine　123
mescaline　141
methamphetamine　80
misuse　13
needle exchange program　106
needle park　106
overdose　133
physical dependence　4
psilocybin　141
psychological dependence　4
receptor　86
run　139
rush　139
smoke　136
snorting　136
snow light　139
solvent abuse　38
stepping-stone hypothesis　72
stimulants　80
street children　40
substance abuse　10,12
substance dependence　11
THC　127
tolerance　4
valatile substance abuse　38
Weckamin　80
withdrawal symptoms　4

日本語索引

【あ 行】

赤玉　122
あぶり　87
アンフェタミン　80
依存　4,10,133,151
依存症候群　11
エクスタシー　142
エス　84,131
エフェドリン　81
横紋筋融解症　94
オピオイドレセプター作動薬　135

【か 行】

回復者　155
覚せいアミン　80
覚せい剤　80
　：急性中毒　87,89,90,92
　：急性薬理作用　87
　：治療　103
　：反跳　89
　：慢性中毒　97
　：歴史　83
覚せい剤依存症　92
覚せい剤精神病　91,92,97,102,139
　：予後　104
　：早期消褪型　95
覚せい剤第一次乱用期　84
覚せい剤取締法　80
ガス　38
家族の絆　63
渇望　5,9,92,93,112,133,150
加熱吸引　133,136
カフェイン　123
過量摂取　133
肝機能障害　53
カンナビノイド　127
揮発性物質乱用　38
逆耐性　91,100
吸煙　136
急性中毒　7,95,141

急速漸減法　135
吸入剤乱用　38
強化因　45,46
鏡子ちゃん殺し（事件）　20,84
筋弛緩作用　121
クラック　136
クリスタル　136
クロルフェニラミン　123
経口摂取　87
経鼻使用　136,138
ケシ　131
血液脳関門　42,81,133,138
解毒　135,136
幻覚・妄想状態　54
幻覚剤　139
健忘誘発作用　121
抗葛藤作用　120
抗けいれん作用　121
抗コンフリクト作用　120
向精神薬に関する国際条約　143
抗不安薬　118
　：乱用　121
合法ドラッグ　141
交友関係　61,125
コールドターキー　133,135
コカ　136
コカイン　136
コカイン事犯検挙者数　22
コカイン精神病　139
コカペースト　136
根性焼き　47

【さ 行】

猜疑心　98
再燃準備性の亢進　100
サイロシビン　139
サボテン　140
残遺症候群　93,100
Ｃ型肝炎　53,104
自助組織　153
自然再燃　56,101

シナプス間隙　85
ジヒドロコデイン　123
嗜癖　10
社会復帰施設　153
シャブ　84,131
シャブぼけ　91
習慣　10
純トロ　42
常同行動　88,91,92,94,139
静脈注射　87
常用量依存　120
視力障害　51
神経伝達物質　85
新生児　134
身体依存　4,10
シンナー　38
シンナー遊び　22,42,44,45,46,61
睡眠薬　118
　:乱用　121
睡眠薬乱用時代　23
睡眠誘発　121
スピード　84
精神依存　4,5,10
精神毒性　14
精神分裂病　102
接着剤吸引　38
セロトニン作動性抗不安薬　119
セロトニン受容体　144
遷延・持続型　93
詮索熱中　88,92
早期消褪型　91,93
増強作用　121
即時退薬法　135

【た　行】

第一次覚せい剤乱用期　20
第三次覚せい剤乱用期　18,31,84,151
耐性　4,91,133
第二次覚せい剤乱用期　20
第二次乱用期　85
大脳の萎縮　47
大麻　127
　:急性薬理作用　127

　:慢性中毒　129
大麻オイル　127
大麻事犯検挙者数　21
大麻樹脂　127
大麻精神病　129
大麻乱用経験者　33
脱慣　136
多発神経炎　40,52
ダルク　153
注射針無料配布プログラム　106
中毒性精神病　100
治療　153
治療共同体　153
鎮咳薬　123
鎮静・馴化作用　121
鎮痛薬・抗不安薬乱用時代　23
突っ走り　139
つぶれ　93,138
デザイナー・ドラッグ　142
テトラハイドロカンナビノール　127
動機づけ　136
ドーパミン　81,85,138
ドーパミン受容体　86
ドーパミントランスポーター　86
通り魔事件　98
毒キノコ　141
ドクター・ショッピング　122
毒物　141
トルエン　38,42

【な　行】

中津運河の惨劇　20,85
生アヘン　131
ナロキソン　134
ニードル・パーク　106
握り　22
入手可能性　122
入手し易さ　31
入門薬　130
脳内報酬系　6,138
脳波異常　50
ノルマルヘキサン　52

【は　行】

ハーム・リダクション　104
麦角　139
ハッシッシュ　127
歯の腐食　47
ハビリテーション　155
バルビツール酸系薬物　119
反跳　13,14,89,90,92
非行グループ　71
皮膚寄生虫妄想　139
比率累進試験法　5
ヒロポン　19,81,84
不安状況反応型　102
深川通り魔事件　20,85
物質依存　11
物質乱用　10,12
踏み石仮説　72,129
フラッシュバック　56,100,101,129
フリーベース　136
ブロン　123
ヘロイン　131
　：急性中毒　134
ヘロイン横行時代　20
ベンゾイルエクゴニン　138
変造テレホンカード　28
ベンゾジアゼピン系薬物　118
包囲襲来妄想　98
ポン中　84
ボンド　52

【ま　行】

マイナートランキライザー　118
マジック・マッシュルーム　141
麻薬　133
麻薬単一条約　131,137
マリファナ　127
慢性中毒　7,100,151
夢想症　45
無動機症候群　54,129
メサドン　104,135

メサドン漸減療法　135
メスカリン　139,140
メタノール　51
メタンフェタミン　80
メチルエフェドリン　123
モルヒネ　131
モルヒネ拮抗薬　134
門戸開放薬　129

【や　行】

薬物依存　4
薬物依存者の回復　151
薬物依存の治療　150
薬物関連精神疾患全国精神病院調査
　　23,33,121,124,130,131,136,139,141
薬物使用に関する全国住民調査　25
薬物探索行動　5,94
薬物中毒　7
薬物乱用　2,9
薬物乱用に関する全国中学生意識・実態調査　26
薬物乱用防止教育　8
有害な使用　10,12
有機溶剤　38
　：急性中毒症状　43
　：治療　58
　：慢性中毒症状　46
有機溶剤精神病　56
有機溶剤乱用　21,22
　：歴史　40
溶剤乱用　38

【ら　行】

らりる　43
乱用　2,47,151
離脱　13,14,134
離脱（退薬）症状　4
リハビリテーション　155
臨床用量依存　120
ロック　136

著者略歴

和田　清（わだ　きよし）

1955年	石川県生まれ
1980年	千葉大学医学部卒業
1980年	総合病院国保旭中央病院
1982年	銚子児童相談所　嘱託医（～1984年）
1985年	千葉県精神科医療センター
1989年	国立精神・神経センター精神保健研究所薬物依存研究部 　　　　向精神薬研究室長
1991年	科学技術庁中期在外研究員として米国立薬物乱用研究所： 　　　　嗜癖研究センターへ赴任
1992年	国立下総療養所　併任（～1993年）
1995年	ファイザーヘルスリサーチ振興財団による中期海外研究者派遣により， 　　　　ワシントン大学精神科へ共同研究で赴任
1996年	国立精神・神経センター国府台病院　併任（～現在）
1996年	国立精神・神経センター精神保健研究所　薬物依存研究部　部長に昇任 　　　　現在に至る

総務庁，厚生省，文部省，警察庁の各種委員を歴任。
日本社会精神医学会理事，日本アルコール・薬物医学会評議員。
医学博士。論文・著書・共著書多数。

依存性薬物と乱用・依存・中毒——時代の狭間を見つめて——

2000年 5月11日	初版1刷発行
2005年10月17日	初版2刷発行
2009年 1月19日	初版3刷発行
2011年 1月21日	初版4刷発行

著　者　　和　田　　清
発行者　　石　澤　雄　司
発行所　　㈱　星　和　書　店
　　　　　東京都杉並区上高井戸1-2-5　〒168-0074
　　　　　電話　03（3329）0031（営業）／03（3329）0033（編集）
　　　　　FAX　03（5374）7186（営業）／03（5374）7185（編集）

Ⓒ2000　星和書店　　　　Printed in Japan　　　　ISBN978-4-7911-0416-1

・ JCOPY 〈(社)出版者著作権管理機構 委託出版物〉
本書の無断複写は著作権法上での例外を除き禁じられています。複写される場合は，そのつど事前に
(社)出版者著作権管理機構（電話03-3513-6969，FAX 03-3513-6979, e-mail：info@jcopy.or.jp）
の許諾を得てください。

アディクションとしての自傷
「故意に自分の健康を害する」
行動の精神病理

松本俊彦 著

四六判
340p
2,600円

米国国立精神保健研究所
分子遺伝学研究グループによる
遺伝研究のための精神科診断面接
〔DIGS〕日本語版

稲田和也、
伊豫雅臣 監訳

B5判
240p
4,400円

〈新装丁版〉
薬原性錐体外路症状の評価と診断

DIEPSSの解説と利用の手引き

八木剛平 監修
稲田俊也 著

B5判
68p
1,900円

「臨床精神薬理」発刊10周年記念
統合失調症の薬物療法100のQ&A

藤井康男 編集
稲垣　中 編集協力

B5判
356p
5,800円

急性薬物中毒の指針
日本総合病院精神医学会治療指針4

日本総合病院精神医学会
治療戦略検討委員会
（主担当：上條吉人）編

四六変形
（縦18.8cm×
横11.2cm）
132p
2,400円

発行：星和書店　　http://www.seiwa-pb.co.jp　　価格は本体(税別)です

書名	著者・訳者	仕様
スタールのヴィジュアル薬理学 抗精神病薬の精神薬理	S. M. Stahl 著 田島治、林建郎 訳	A5判 160p 2,600円
抗うつ薬理解の エッセンス	Mike Briley 著 望月大介 訳	四六変形 (縦18.8cm× 横11.2cm) 92p 1,800円
抗うつ薬の選び方と 用い方　その実際	森下茂 著	四六判 152p 2,400円
こころの病に効く薬 ―脳と心をつなぐメカニズム入門―	渡辺雅幸 著	四六判 248p 2,300円
こころのくすり 最新事情	田島治 著	四六判 160p 1,800円

発行：星和書店　http://www.seiwa-pb.co.jp　価格は本体(税別)です

書名	著者	仕様
臨床精神神経薬理学 テキスト 改訂第2版	日本臨床精神神経薬理学会専門医制度委員会 編 編集代表：染矢俊幸	B5判 544p 8,600円
セロトニンと 神経細胞・脳・薬物 セロトニンを理解し、新薬の可能性を探る	鈴木映二 著	A5判 264p 2,200円
図表で学ぶ アルコール依存症	長尾博 著	四六判 132p 1,500円
コカイン コカインの依存問題と治療について	R.D.ワイス 他著 和田清 他訳	四六判 320p 1,942円
麻薬と覚せい剤 薬物乱用のいろいろ	田所作太郎 著	A5判 232p 2,400円

発行：星和書店　http://www.seiwa-pb.co.jp　価格は本体（税別）です

精神科症例報告の 上手な書きかた	仙波純一 著	四六判 152p 1,800円
精神科急性期治療病棟 急性期からリハビリまで	前田久雄 編	B5判 288p 7,800円
高齢者のための 新しい向精神薬療法	D.A.Smith 著 上田均、 酒井明夫 監訳	B6判 160p 2,400円
新版 脳波の旅への誘い 楽しく学べる わかりやすい脳波入門 第2版	市川忠彦 著	四六判 260p 2,800円
不安とうつの 脳と心のメカニズム 感情と認知のニューロサイエンス	Dan J.Stein 著 田島治、 荒井まゆみ 訳	四六判 180p 2,800円

発行：星和書店　http://www.seiwa-pb.co.jp　価格は本体(税別)です

すぐ引ける、すぐわかる 精神医学最新ガイド	R.W.ロゥキマ 著 勝田吉彰、 吉田美樹 訳	四六判 596p 2,700円

こころの治療薬ハンドブック 第6版 向精神薬の錠剤のカラー写真が満載	山口、酒井、宮本、 吉尾、諸川 編	四六判 320p 2,600円

わかりやすい 子どもの精神科薬物療法 ガイドブック	ウィレンズ 著 岡田俊 監訳・監修・訳 大村正樹 訳	A5判 456p 3,500円

パニック障害100のQ&A	C.W.バーマン 著 郭 哲次 監訳 東 柚羽貴 訳	四六判 244p 1,800円

統合失調症100のQ&A 苦しみを乗り越えるために	リン・E・デリシ 著 切刀浩、堀弘明 訳	四六判 272p 1,800円

発行：星和書店　　http://www.seiwa-pb.co.jp　　価格は本体（税別）です